我有一个梦。

图书在版编目（CIP）数据

元瑜伽 / 迷罗著 . -- 海口 : 海南出版社 , 2025.
4. -- ISBN 978-7-5730-2267-7

Ⅰ . R161. 1

中国国家版本馆 CIP 数据核字第 2024DY7947 号

元瑜伽

YUAN YUJIA

作　　者：迷　罗
策划编辑：吴　键
责任编辑：许　颖
执行编辑：庄秀颜

海南出版社　出版发行

地　　址：海南省海口市金盘开发区建设三横路 2 号
电　　话：（0898）66822109
印刷装订：唐山楠萍印务有限公司
开　　本：787 mm × 1 092 mm　1/16
印　　张：11.5
字　　数：188 千字
版　　次：2025 年 4 月第 1 版
印　　次：2025 年 4 月第 1 次印刷
书　　号：ISBN 978-7-5730-2267-7
定　　价：199.00 元

何为元瑜伽

何为元瑜伽?

元瑜伽之名，在理解上，有共名与不共名。

共名者，为“瑜伽”二字，有相应、联结、控制等意，通得名“瑜伽”；不共名者，为一个“元”字，元者，始也。

《周易》有曰：乾，元亨利贞。此处的“元”应为开始的意思。

通过练习瑜伽，可反观内省，回归到原始朴素的状态，探寻人与环境的和谐之道。

元者，一气周流也。

春生夏长，秋收冬藏。一天之中十二时辰、二十四小时，一年之中十二个月、二十四个节气，一气周流，生生不息。

元瑜伽以节气变化规律来指导练习，建立在国人饮食作息习惯、骨骼结构、肌肉特点和文化习俗的基础上，并以中医传统文化为指引，以瑜伽为形式，倡导顺应天时的养生智慧。

元瑜伽介绍

元瑜伽不仅仅是一种锻炼方法，还是一种健康的生活方法。和普通瑜伽相比，元瑜伽的独特之处在于以中医传统文化作为指引，按照我国传统的二十四节气的变化来养生。

本书认为“养生”即养成良好的生活习惯。“养生”这个词的背后，涵盖饮食习惯、经络穴位，乃至于瑜伽动作的相互配合。至于元瑜伽训练的时间和频率，一般没有太多限制，因为元瑜伽的训练是可以直接融入生活之中的。

元瑜伽次第八支

和	顺	柔	正	养	行	知	律
（元和）	（事顺）	（心柔）	（正气）	（养生）	（行者）	（良知）	（慎独）
气血和 身心和 人人和 天人和	气顺 血顺 脉顺 心顺 事顺	筋柔 身柔 心柔	骨正 身正 念正 行正 气正	身 心 德 命 道 众生	行精进 行善 行早晚课 行不偏废	知而未行仍是未知	饮食自律 起居自律 功课自律 情绪自律 言行自律

元瑜伽三大维度介绍

元瑜伽是将传统养生理念和瑜伽相结合的知行体系。

元瑜伽的“元”在狭义上指元气，生命之根本；广义上指中国传统医学长期以来从季节气候、地域环境、人群体质等天地人和的角度对国人的饮食起居、运动保养进行指导的养生智慧，本书认为，元瑜伽主要体现在三大维度：第一大维度是元运动，第二大维度是经络法，第三大维度是食慧。这三者都是建立在传统养生文化中的天人合一的思想基础上的。

首先，季节不同，则练习与保养则不同，应根据当下的气候特征进行针对性的练与养，这叫因天之序，这在《黄帝内经·四气调神大论》中有详细的指导。例如，“春三月，此谓发陈。天地俱生，万物以荣，夜卧早起，广步于庭，被发缓形”。

其次，地域不同，气候、饮食习惯和人的身体状况也有所不同。这在《黄帝内经·异法方宜论》中有详细的论述。例如，“北方者，天地所闭藏之域也。其地高陵居，风寒冰冽，其民乐野处而乳食，脏寒生满病，其治宜灸焫。故灸焫者，亦从北方来”，这叫因地制宜。而真正的瑜伽修习应以人为本，要了解自己当下的身心状态，进行有针对性的练与养。例如，体寒者应采取温养的方法，而在练习上要侧重于以力量和背部肌群训练为主的体式；体热者应采取清泄的方法，在练习上应侧重于以拉伸类和下肢肌群训练为主的体式。

元瑜伽的三大维度，正是建立在因天、因地、因人的这个“三因”法则之上进行的系统的练与养。

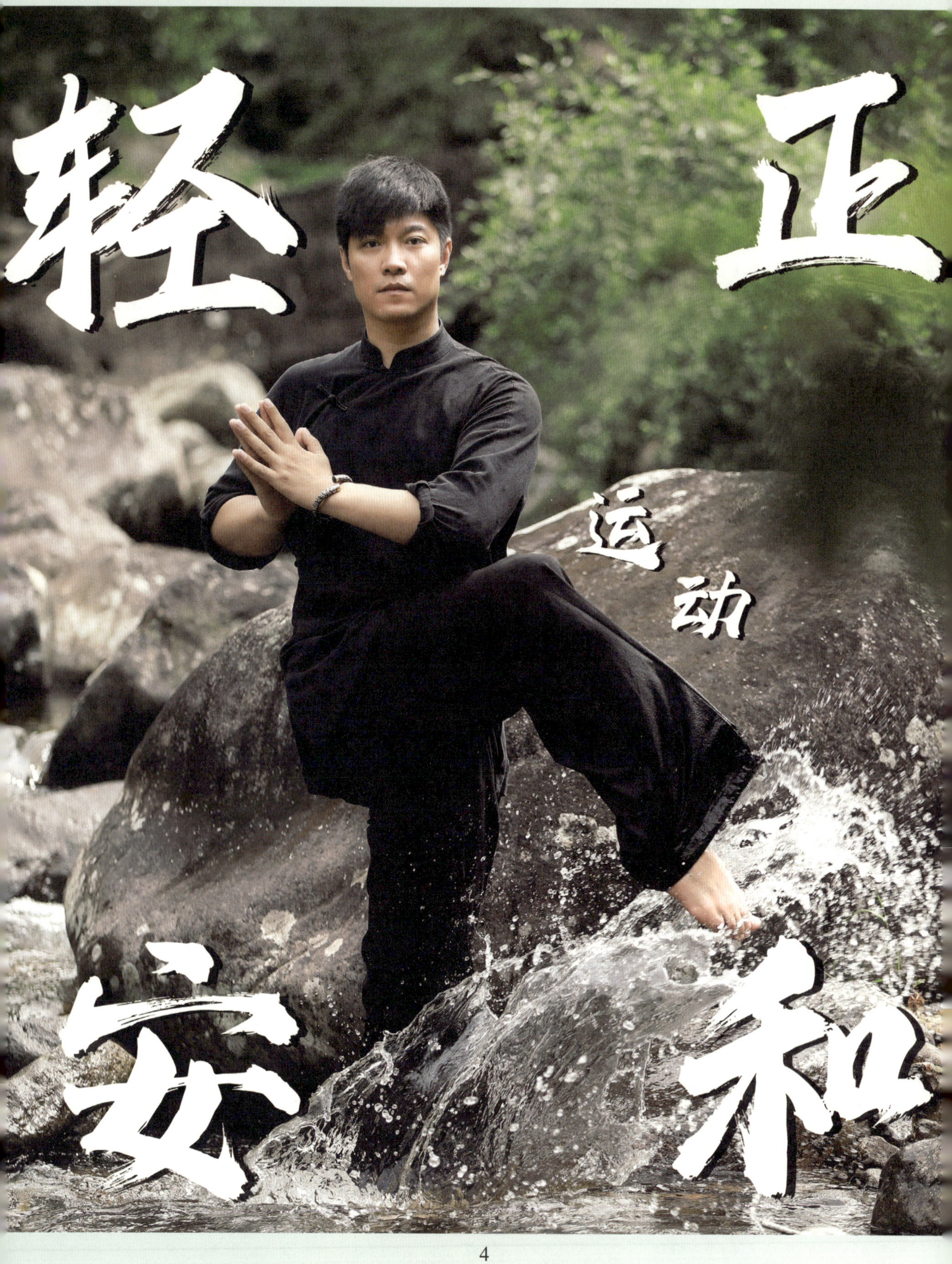
轻
正
运动
安
和

第一大维度：元运动

本书所倡导的“元运动”融合了传统瑜伽体式与古法导引术以及内家训练的内容，练习讲究轻、正、安、和。“轻”是指轻松，能适用于普通人群，不追求高难度动作，以实现健康为目标；“正”是指正确，即练习要正确，方法要得要领，盲目、过度练习，往往会适得其反，给身体带来损伤，因此元瑜伽的运动很重视每一个动作的细节以及安全性；“安”是指身心安适，身与心是一个整体，两者之间相互影响，元瑜伽练习之前注重“三调”（即调身、调息、调意），以使身体放松、呼吸平和、内心专注，从而在练习中获得当下的安适；“和”是指和谐，元瑜伽练习过程中注重身心的和谐，更注重内在与外在天地自然的和谐，依顺四季气候的不同进行相应的锻炼。

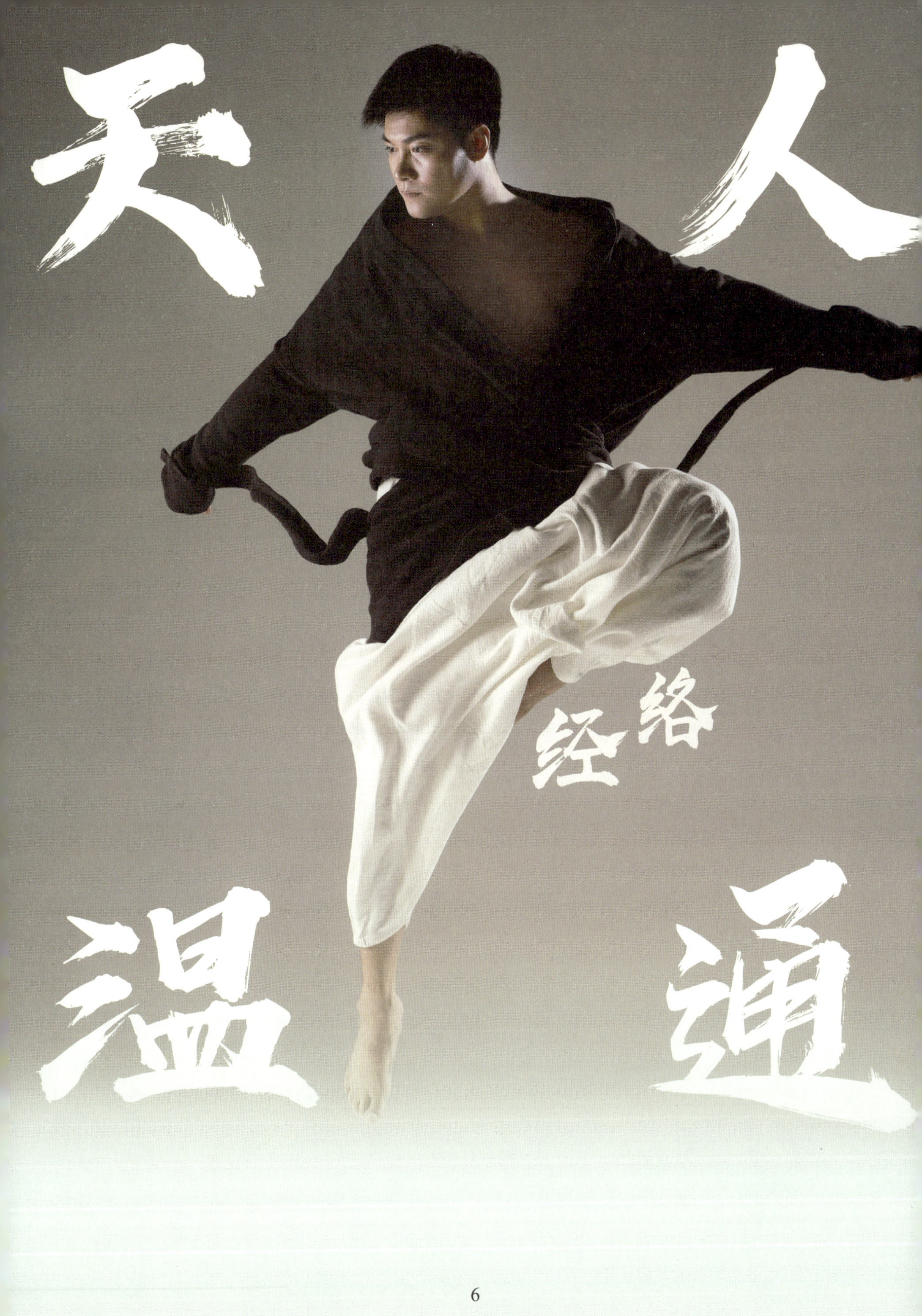
天人
经络
温通

第二大维度：经络法

经络是身体内在之气的运行通道，在《黄帝内经》中有提到：“经脉者，所以能决死生、处百病、调虚实，不可不通。”所以通则不痛，痛则不通，这也是我们耳熟能详的。除每日的瑜伽体式练习之外，应结合相应的经络内调方法，例如点、按、推、揉、敲、刮、灸等方法。

在经络法中，应遵循天、人、温、通的指导。此处的“天”是指时间，即依照四季、二十四节气以及十二时辰进行相应的经络调理；“人”是指根据每人体质的不同，从符合自身的状况出发进行经络调养；“温”是指气血得温则行，在经络的调养中，可增加一些有温暖之效的方法，例如灸法、搓法、热敷法以及泡脚等；“通”是指经络最终要实现通畅，在实际的练习与保养中，要善于发现身体的痛点，进行有针对性的疏通。

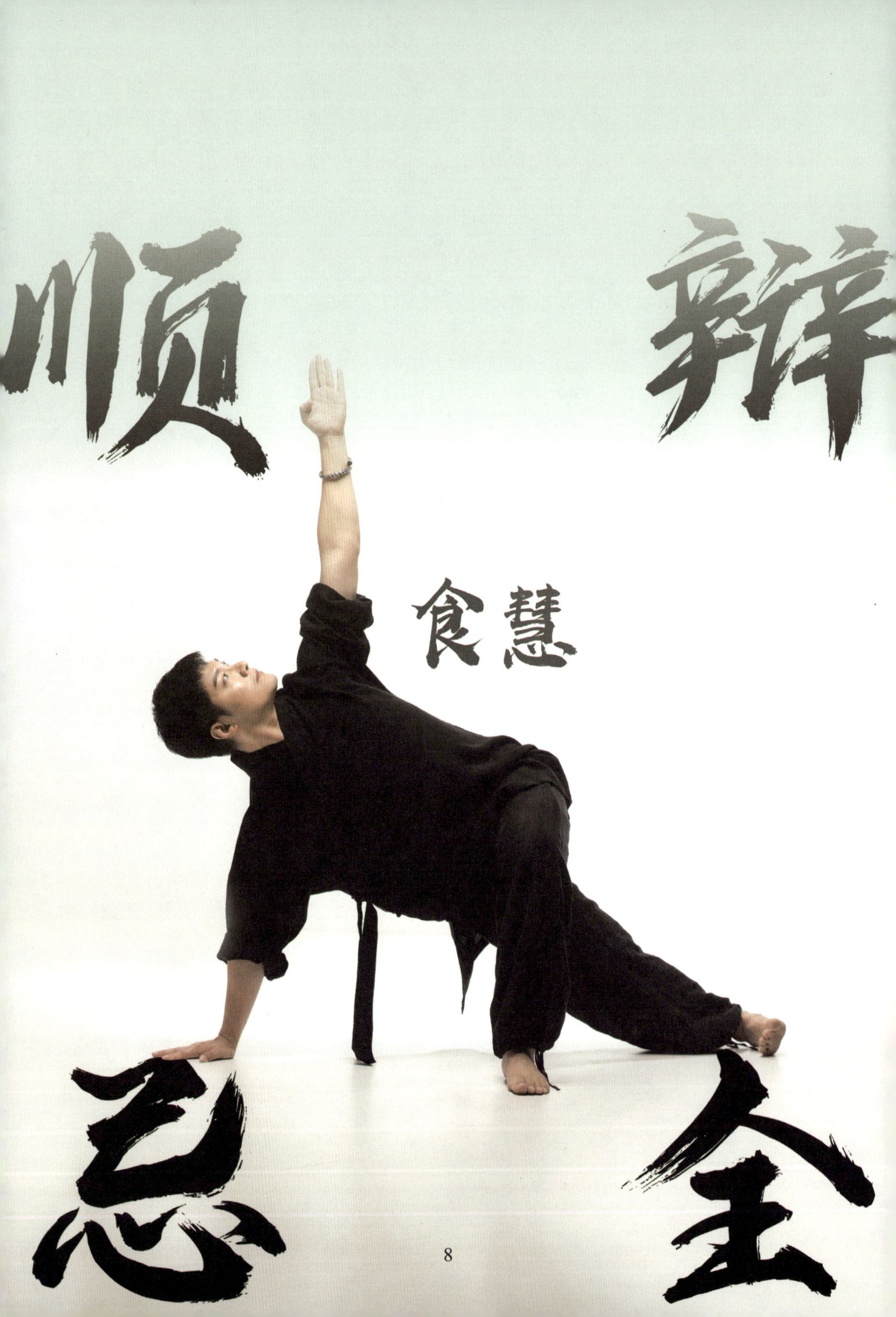
顺
辨
食慧
忌
全

元瑜伽三大维度介绍

第三大维度：食慧

所谓食慧就是关于食物的智慧，真正的健康之道在于吃动平衡。我们有了正确的运动和经络内调的方法，再加入合理的饮食，便构成了有三大维度的健康生活方式。在元瑜伽的饮食指导中，须遵循顺、辩、忌、全这四个法则。

“顺”是指顺时而食。食物讲究“四气五味”，分别是寒、热、温、凉与酸、苦、甘、辛、咸。可以依据四季的气候特点，有针对性地安排饮食，甚至可以具体安排到二十四节气的饮食。“辩”是指辩证而食。依据寒者热之、热者寒之、虚则补之、实则泄之的原则，根据自身的情况进行有针对性的饮食。“忌”是指忌口。其实很多人过于重视应该吃什么，而忽略了不应该吃什么，例如，瘦身期间忌高热量食物，感冒期间忌“发物”，上火期间忌辛辣、油炸食物，体寒之人忌寒凉食物。“全”是指全面。有些食品虽好，却也不能代替全面饮食，也从未有单一食品能满足身体所有营养需求，所以《黄帝内经》里面有讲到“五谷为养，五果为助，五畜为益，五菜为充。气味合则服之，以补精益气”，元瑜伽的练习者，首先应掌握这些饮食的指导思想，不可偏食。

☷ 元瑜伽入门必学 ☳

入此门者，唯用心精微，志向高远，发大慈恻隐之心，见彼苦恼。若己有之，以愿为灯，始照前行。

元和修习，必勤奋精进，一刻不怠，须知此身为吾大患，一日不练，十日退返。

元和师者，需具足威仪，仪清气正，以我相树元和相，愿所闻者，皆得影响。

元和治学，需知行合一，所参诸法，皆需实修实验证，无证之言，绝不口出。

元和之业，以奉献为本，但做善行，自当所报不虚，非义之财，与之不受。

元和成就，乃立命德全，仁义礼信，当为度世舟楫，身心互为，不二次第。

元瑜伽养生训言

国之学兴，吾辈义之。

国之 学兴，天下利之。

仁者爱人，无恚嗔心以养肝。

义者奉献，心存敬畏以养肺。

礼者谦和，示人以曲以养心。

智者致知，知行合一以养肾。

信者坦荡，言出必行以养脾。

元瑜伽品德

谦和恭让

爱幼尊老

敬师重道

仪清气正

无有分别

致心元和

Yuan Yoga

推荐你练习元瑜伽的理由

编写这本书，不只是想教给你一套补养元气的动作，且元瑜伽也不只是瑜伽体式的练习。元瑜伽是一种生活方式，是1小时的课堂练习+23小时的课下生活。

可以说，生活中有了元瑜伽，就仿如火之有焰、灯之有光。将元瑜伽练习中的专注与放松延展到生活中去，则无处不是清净；将在元瑜伽练习中养成的自律用于生活，将会成为一个元气充足的人；将元瑜伽传达给我们的健康理念用于生活，知行合一，努力做一个健康快乐的人，这才是元瑜伽的本意。

面对有限的生命，我们有太多想要获得的，但就如天地万物的春生秋实，都要遵循自然规律。我们在不断向外求得枝繁叶茂的精致人生时，不要忘了健康才是我们的根，正如《易经》所言，根绝则茎叶枯。养护我们的根，才是过好这一生的重点所在。

如果你愿意花一点时间阅读此书，你会发现，我们可以做到让根扎得更深，让幸福感无限绵延。

元瑜伽
YUAN YOGA

CONTENTS
目录

第六章 元气女神养成系

第七章 场景化的瑜伽

第八章 元瑜伽情绪调摄法

第一章

你适合练习元瑜伽吗?

元瑜伽
YUAN YOGA

职场人士变形记

85后职场人士林小姐，入职5年，一直想成为“白富美”，升职在望，不成想却熬成了“白晕麻”。

汇报工作方案时有心无力，还没讲完就已感觉气喘吁吁，逻辑也开始不清晰了。

稍稍加点班，头晕脑胀，手脚酸麻到不行，严重影响到了工作质量与效率，领导也多次找她谈话。

进到有空调的屋子，没一会儿便发冷，手脚冰凉，别人还觉得不够凉，她却已经觉得如坠冰窖。

吃的不多，却还止不住地发胖，职业装已经到了扣子要绷开的程度，这可真是喝口凉水都长肉。

公司组织团建游玩时，因疲乏得不想动，总推脱不去，同事间的关系越来越疏远。

写策划和报告时也不再如以往那样信手拈来，文思如泉涌。

与客户预约后也总遗忘时间与谈判内容，导致信用指数下降，业绩平平。

早上都不想看镜子里的自己，不打腮红都看不出血色来，苍白的素颜常常吓自己一跳。

与人交谈不敢近距离，生怕暴露粗大的毛孔和难掩的斑印。

经期越发不规律，情绪也总不稳定，与男友时常吵架。

……

你是否也如她一般，遇到上述的各种烦恼呢？

上述这些情况从养生的角度说，就属于元气不足。或许你正三十而立，或许你已七十古稀，但不论哪个年龄段的人，元气都是我们健康的源泉。那么你的元气状态如何呢？让我们一起来评一下吧。

元气满满

声音洪亮，面色红润有光泽，头发黑亮浓密，眼睛有神，四肢有劲，肌肉有力，精力充沛，积极乐观，记忆力好，思维清晰，胃口好，入睡快，醒后精神好。

你是这样子的状态吗？如果是，恭喜你元气满满；如果不是，那请到下一页做元气测评，找到你所对应的弱元级别，并寻找属于你的养元计划。

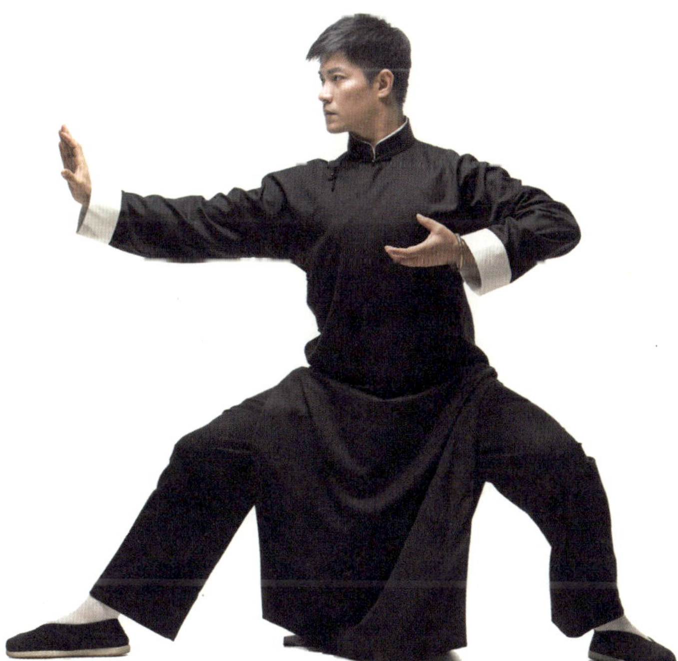

元气自测十一大指标

对照如下指标，近3个月内如果出现对应表现，
就在后面的方块中画一颗星吧！

声音： 声音低弱□ 话多易累□ 懒得说话□

面色： 青暗□ 暗黄□ 苍白□ 暗沉□

头发： 头发缺乏光泽□ 枯燥分叉易断裂□ 稀疏易脱落□ 出现白发□

眼睛： 无神/易疲劳□ 视力下降□ 干涩/视物模糊□

体力： 乏力□ 犯懒□ 易累□ 四肢酸软□

情绪： 易低落□ 易悲观□ 思虑过重/爱焦虑□ 爱生闷气□ 压力感大□ 压抑□

脑力： 思维混乱□ 不专注□ 健忘□ 记忆力减退□

脊椎： 易驼背□ 有酸胀感□ 腰部易累□ 背部沉重□ 脊背发凉□ 颈部不适□

免疫力： 易感冒□ 伤口愈合慢□ 生病恢复慢□ 换季有不适感□

饮食： 食欲减退□ 易腹胀□ 消化弱□

睡眠： 入睡困难□ 醒后乏累□ 多梦易醒□ 爱赖床□

体型： 消瘦□ 浮肿□ 有“游泳圈”□ 大肚腩□

你的元气状态是几颗星

1~6 颗星

元气储备预警！第一道健康屏障受损。

7~12 颗星

元气抵御预警！外邪易侵入产生连带效应且影响机体功能平衡。

13~18 颗星

失衡预警！外邪侵袭较重，如修复不当，有可能或已经产生质变啦！

19 颗星以上

最后一道防线！身体免疫能力严重低下，即将被外邪控制。

我有_____颗星

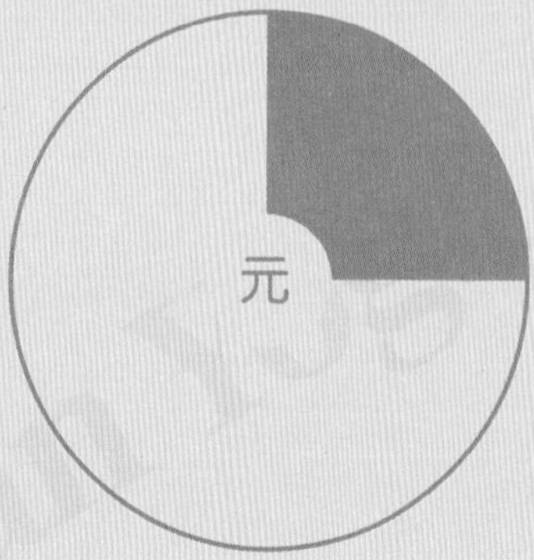

弱元一级

1~6颗星

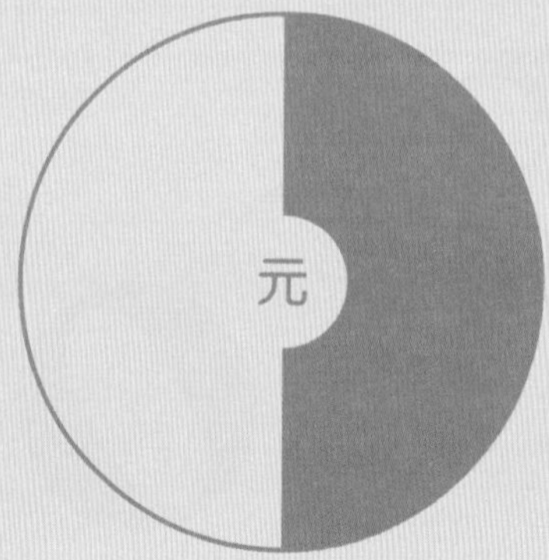

弱元二级

7~12颗星

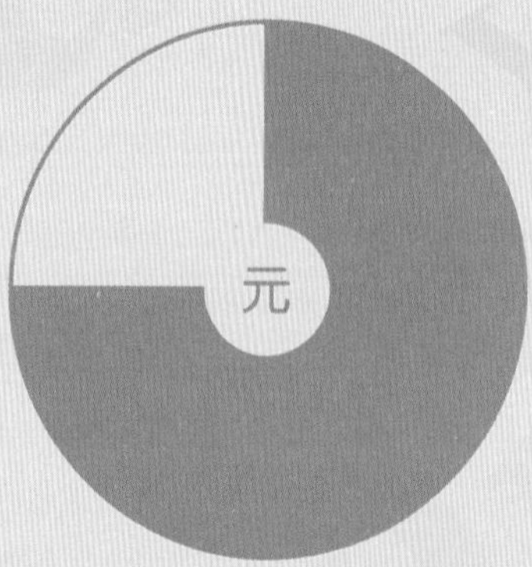

弱元三级

13~18颗星

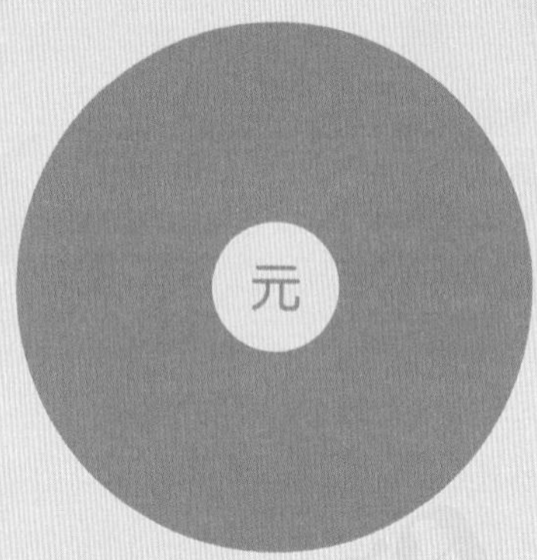

弱元四级

19颗星以上

元瑜伽弱元一级训练课表

时辰 \ 星期	一	二	三	四	五	六	日
卯时（05:00—07:00）		元阳（P56~87）30~45分钟					
巳时（09:00—11:00）	骨正（P13~14）10分钟			气力（P17~18）10分钟		元阳（P56~87）40~60分钟	平衡（P19~20）10分钟
午时（11:00—13:00）							
申时（15:00—17:00）			筋柔（P15~16）10分钟				
酉时（17:00—19:00）						元阴（P88~98）20~30分钟	
戌时（19:00—21:00）		元阴（P88~98）20~30分钟		元阴（P88~98）20~30分钟			

备注：元阳为元瑜伽早课，元阴为元瑜伽晚课。

元瑜伽弱元二级训练课表

星期 时辰	一	二	三	四	五	六	日
卯时 （05:00—07:00）		元阳 （P56~87） 30~45分钟		元阳 （P56~87） 30~45分钟		元阳 （P56~87） 30~45分钟	
巳时 （09:00—11:00）	骨正 （P13~14） 10分钟				气力 （P17~18） 10分钟		气力 （P17~18） 10分钟
午时 （11:00—13:00）							
申时 （15:00—17:00）			筋柔 （P15~16） 10分钟				
酉时 （17:00—19:00）							平衡 （P19~20） 10分钟
戌时 （19:00—21:00）		元阴 （P88~98） 20~30分钟		元阴 （P88~98） 20~30分钟		元阴 （P88~98） 20~30分钟	

备注：元阳为元瑜伽早课，元阴为元瑜伽晚课。

元瑜伽弱元三级训练课表

时辰＼星期	一	二	三	四	五	六	日
卯时（05:00—07:00）		元阳（P56~87）30~45分钟		元阳（P56~87）30~45分钟			
巳时（09:00—11:00）	骨正（P13~14）10分钟				气力（P17~18）10分钟	元阳（P56~87）40~60分钟	元阳（P56~87）40~60分钟
午时（11:00—13:00）							
申时（16:00—17:00）			筋柔（P15~16）10分钟				元阴（P88~98）20~30分钟
酉时（17:00—19:00）					平衡（P19~20）10分钟	元阴（P88~98）20~30分钟	
戌时（19:00—21:00）		元阴（P88~98）20~30分钟		元阴（P88~98）20~30分钟			

备注：元阳为元瑜伽早课，元阴为元瑜伽晚课。

元瑜伽弱元四级训练课表

时辰＼星期	一	二	三	四	五	六	日
卯时（05:00—07:00）	元阳（P56~87）30~45分钟	站桩（P59~61）10~15分钟	元阳（P56~87）30~45分钟	站桩（P59~61）10~15分钟	元阳（P56~87）30~45分钟		
巳时（09:00—11:00）	骨正（P13~14）10分钟					站桩（P59~61）10~15分钟	元阳（P56~87）30~45分钟
午时（11:00—13:00）							
申时（15:00—17:00）			筋柔（P15~16）10分钟			气力（P17~18）10分钟	
酉时（17:00—19:00）				平衡（P19~20）10分钟			元阴（P88~98）20~30分钟
戌时（19:00—21:00）		元阴（P88~98）20~30分钟		元阴（P88~98）20~30分钟		元阴（P88~98）20~30分钟	

备注：元阳为元瑜伽早课，元阴为元瑜伽晚课。

第二章

随时随地的
元瑜伽体能筑基四项

元瑜伽
YUAN YOGA

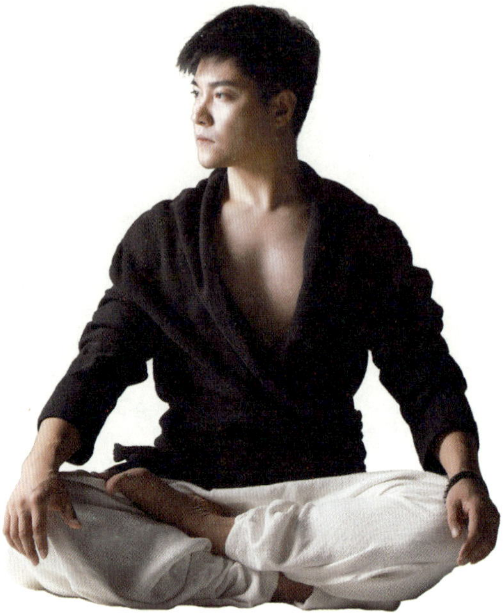

真正的高手都是基本功扎实的人，不同的领域、不同的学科都会有不同的基本功，基础不扎实就如同一个房子的地基没有打稳。

元瑜伽也一样，它非常重视基本功的训练，这个在元瑜伽课堂里叫作筑基。任何一个体式都能表现出一个人的身体基础与素质，很多瑜伽练习者都能掌握动作，但是架构不稳定，容易左摇右晃，甚至手脚发抖，这都不算是一个标准的状态。

一个好的体式应该能兼顾稳定与力量、柔韧与平衡，体式千变万化各有不同，但无非都是这四大体能素质的体现，所以磨刀不误砍柴工，所有瑜伽练习者应重视基本功，随时随地地练习。若拥有了强大的体能，那么任何一个体式就都能被身体演绎得趋向完美，自己也能练得自在，从而可以让观者感受到真正的瑜伽状态。

骨正

要点：骨正筋柔，气血以流

骨正是所有瑜伽体式的基础。一个体式首先要有健康的骨骼架构，骨骼就相当于建造一座大厦的钢筋，如果钢筋是错位的，那么大厦的楼体就可能会变形。如果骨骼位置不正确，那附着在骨骼上的肌肉就会处于僵紧状态，这样练习下去反而会产生不良后果，所以在练习初期一定要培养对骨骼正位的觉知。在我们生活中，有一个训练骨正的随处可见的辅助工具，那就是墙壁。找一处平整的墙壁即可进行骨正的训练。平时长时间伏案工作、坐姿不正、经常跷二郎腿、低头看手机都是导致骨不正的罪魁祸首。

自测你的骨骼是否正位

1. 检测双眼是否在同一水平线上。

2. 站立正姿势，目测双耳、双肩、双髋、双踝是否在同一水平线上。

3. 是否有高低肩。

4. 鞋子两侧磨损的长度是否一样。

5. 是否习惯性塌腰，并且腰部长期酸痛。

6. 是否有驼背 。

靠墙山式

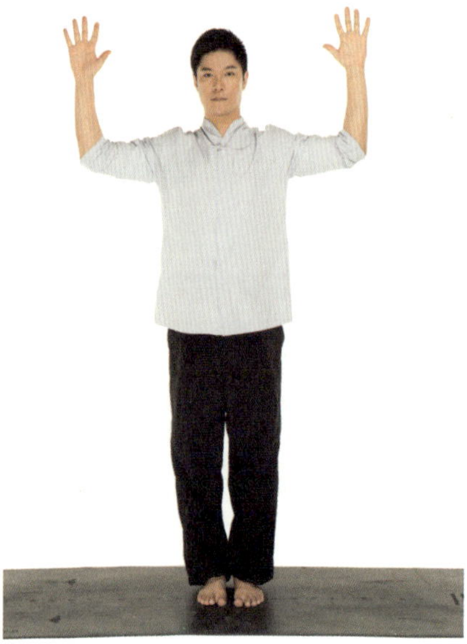

身体背贴靠墙壁，双脚并拢，脚外侧平行，脚趾张开，脚后跟贴墙。之后，依次向上调整，让小腿肚贴墙，将大腿的肌肉收紧向上，使大腿后侧贴墙，尾骨内卷，小腹内收，使腰后侧贴墙。双臂举起在身体两侧弯曲呈90度角，掌心向前，指尖向上。让肩后展下沉，双肩、双肘、双腕都充分贴靠墙壁，头向上顶，下颚微收使颈后侧贴墙。努力保持这个姿势，前期可以从1分钟开始训练，每次练习的最佳时间为5～10分钟。

靠墙幻椅

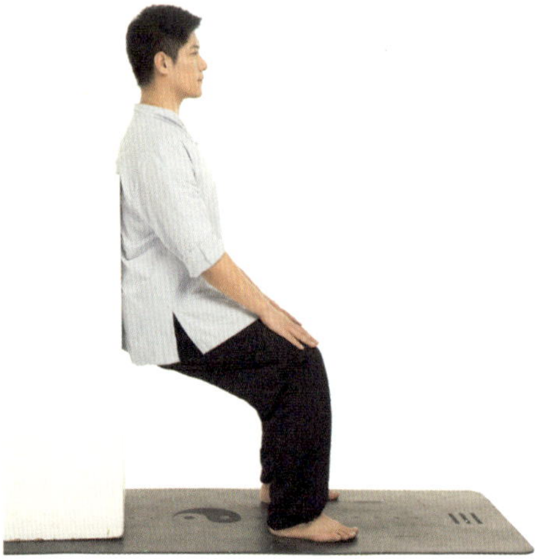

身体向后贴靠墙壁，双脚打开与肩同宽。然后让双脚向前迈出一步，慢慢下蹲至大腿与地面平行。大小腿之间呈90度角，切记膝关节的位置不可超过脚尖。双手自然下垂，两手扶在大腿上，让颈部后侧、双肩、双肘、双手以及腰后侧都充分地贴合墙面。努力保持这个姿势，前期可以从1分钟开始训练，每次练习的最佳时间为5～10分钟。

筋柔

要点：心柔则身柔

古人有云：筋长一寸，寿延十年。这是指在身体柔软的情况下，身体能更加放松，有利于气血的疏通。气血通畅是健康的根本，所以实现身心的柔软也是瑜伽的根本。在瑜伽体式中，如果身体不够柔软容易导致过度紧张、呼吸不畅，甚至拉伤，所以在生活中，我们可以利用碎片时间去做一些柔身的练习，让身体更柔软，也让我们能随时随地地放松下来。

车轮手

这是一个传统上开肩柔肩的动作，主要是利用手臂前后的抡甩，以惯性的力量来打开肩关节，使它更加的松活和柔软，这样能够减少各种肩部的酸累。练习时，自然站立，双脚打开与肩同宽，手臂伸直放松，双手经体前侧向上、向后向步尽可能地画圆弧，借助惯性让手臂自然地甩动起来，练习半分钟到一分钟后换反方向练习。

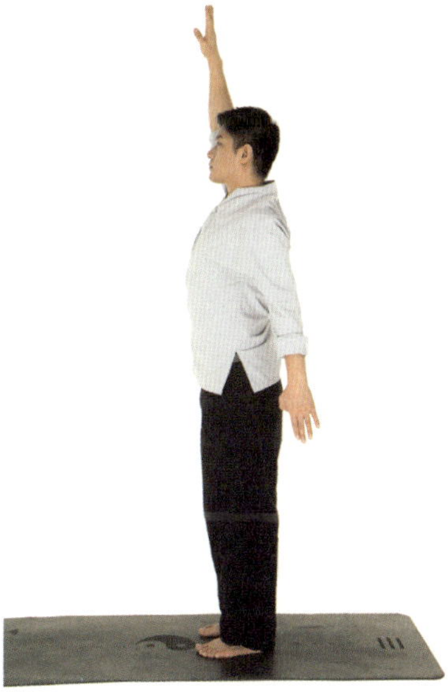

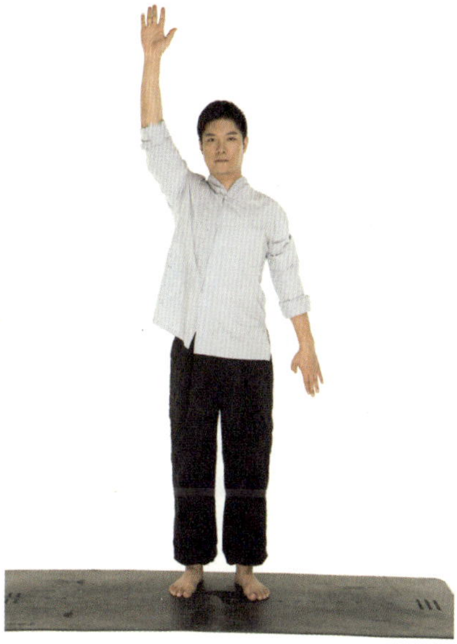

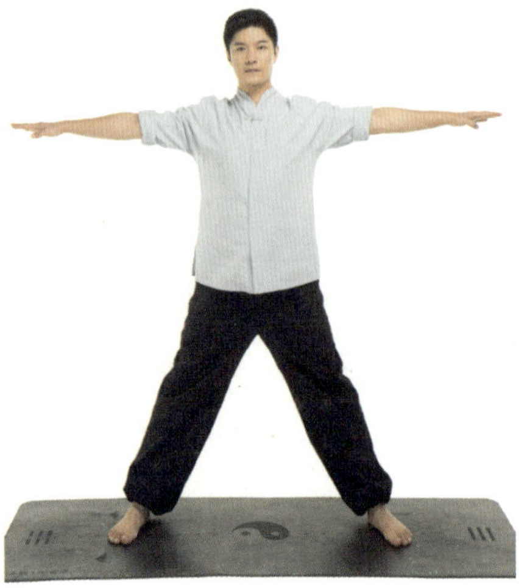

腰腿揉转式

双脚打开与肩同宽或更宽，双脚尖指向前侧，双手平展于体侧，掌心向下。

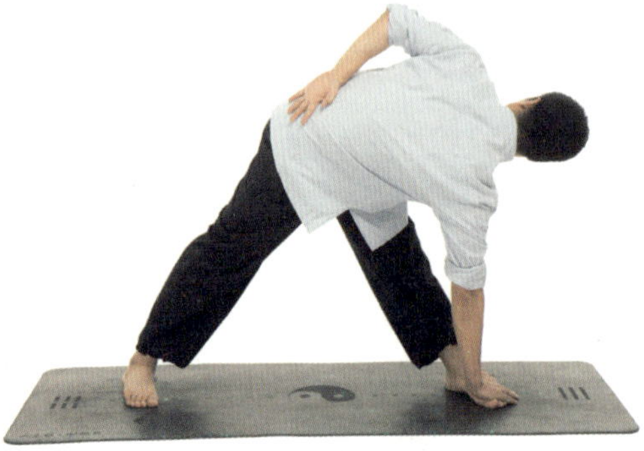

呼气时以右手经上、左、下去触摸左脚，左手向后护于腰部命门穴（肚脐对侧）之上，吸气时回正身体开始另一侧的练习。

气力

要点：气充力足，内强外壮

力量是体式的守护者，一个没有力量支撑的瑜伽体式，越柔软越危险，而且没有力量的支撑，瑜伽体式也常常做不到位或者会颤抖无力，所以瑜伽练习者应该气力充足，而身体力量的关键又在于核心力量。在这里给大家介绍两个元瑜伽核心力量的训练方法。

十字蹲

双腿分开与肩同宽或更宽，保持脊柱竖直，吸气时双手经两侧向上举起，双手互摸双肘。

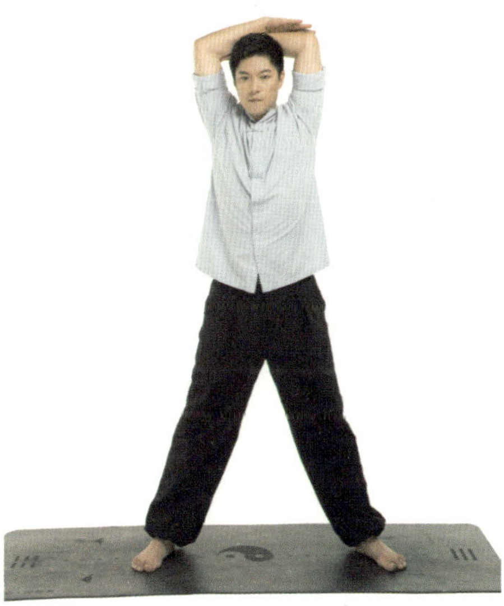

呼气弯曲双腿蹲成马步，同时双手打开经两侧下落至小腹前，手臂交叉，掌心推向两侧膝盖方向。如此循环练习一上一下为一次，10次为一组，练习3组。

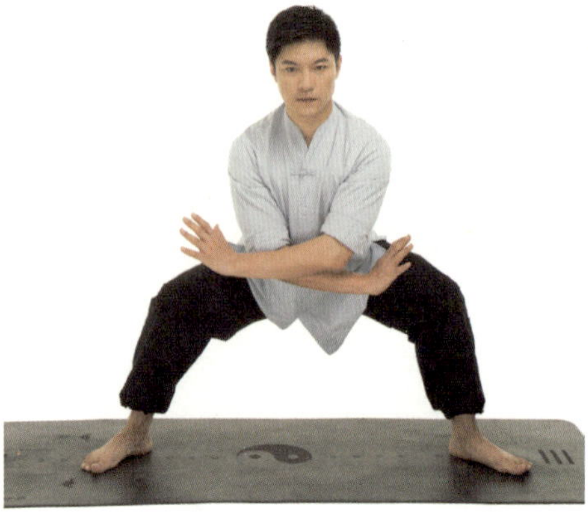

平板撑转换

手臂伸直，肩在手腕的正上方；腰腹核心收紧，保持身体成平板状态不塌陷；双脚打开与肩同宽，前脚掌蹬地。在这个基础上，弯曲左手肘以左小臂平撑地面，右手掌撑住地面，保持两三秒钟后弯曲右手肘换成屈臂平板撑，然后再伸直两手臂回到直臂平板撑。5～10个为一组，练习3组。

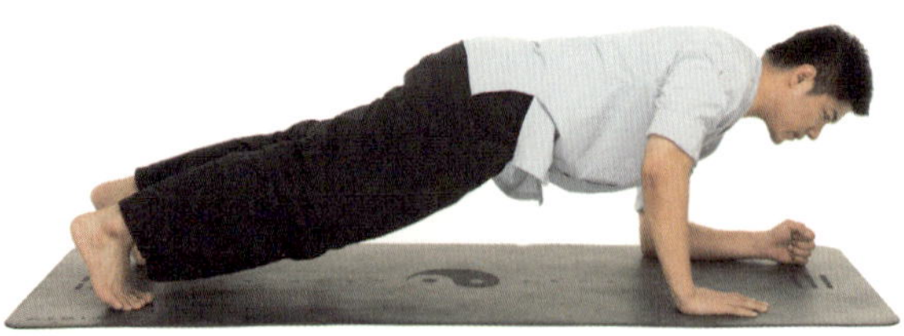

平衡

在平衡中遇见自在

平衡力是瑜伽的重要基础之一，也是身体素质的综合体现。平衡力越好说明身体的自我控制力越强，而且在瑜伽中有很多体式是以平衡为基础的，平衡力的提升能让我们注意力更加集中。

提踵

双腿分开与肩同宽，吸气提起脚跟，同时两臂自然下垂，呼气时微屈双腿下蹲，弯曲幅度不用太大，前提是保持稳定性。如此一呼一吸为一次，5～10次为一组，练习3组。

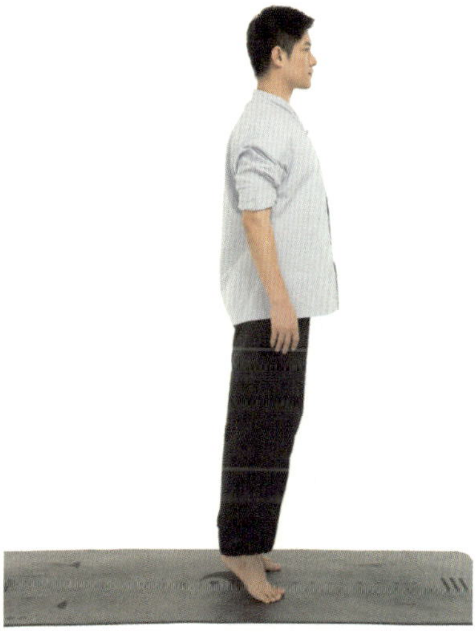

单腿直立半莲花式

以山式站立，先抬起左腿，右手抓握左脚踝，使左膝外展放平，在保证身体稳定的同时，左手搭于左膝盖上方，拇指与食指相扣，持智慧手印。保持该姿势半分钟到一分钟，然后再换右侧练习。

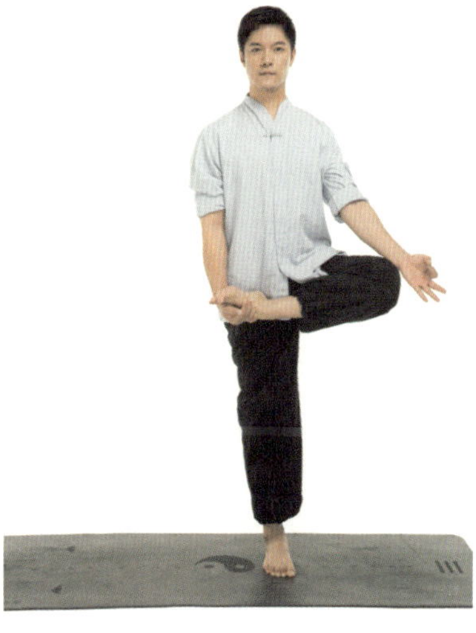

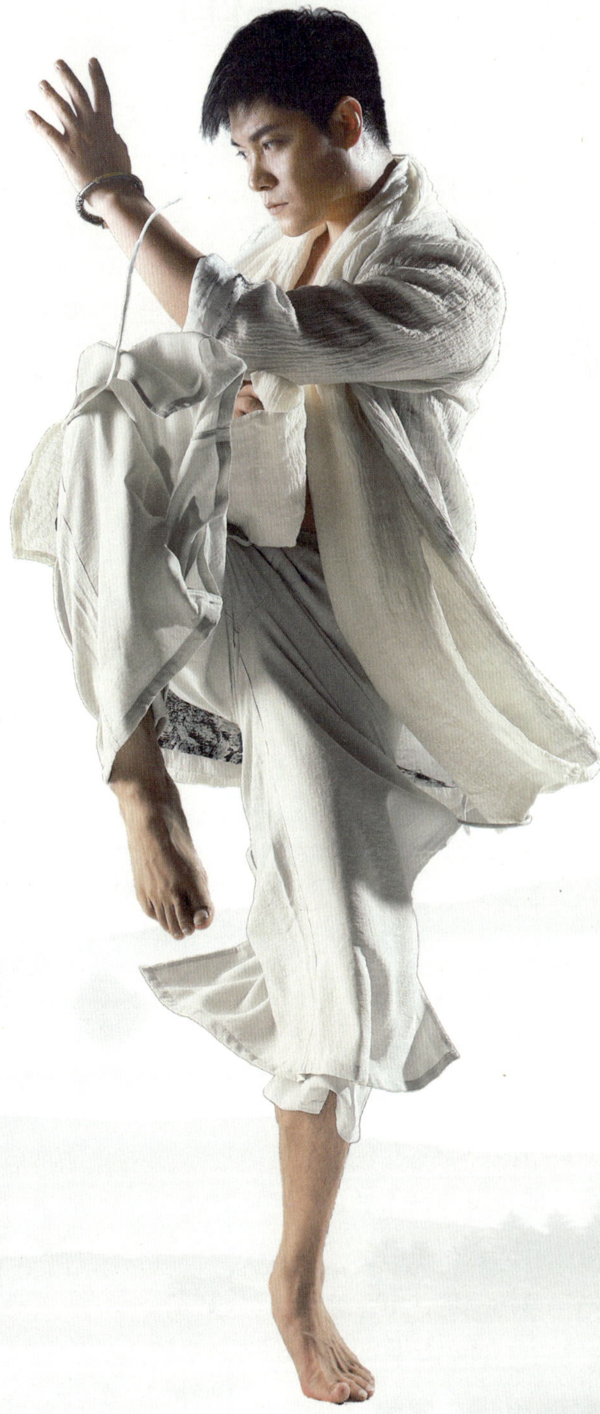

第三章

元瑜伽四季模式

元瑜伽
YUAN YOGA

生 春季的瑜伽练习

春天是万物生发的季节，充满了生机。古人有云："生生不息"。这股生机，体现在日常生活中，便是精力充沛，接人待物时常微笑以待；体现在瑜伽中，是对身体的懈怠、困顿时刻保持警醒。每一个瑜伽的伸展动作都是由心而发，可使练习者享受当下。在春天的练习前，保有一个好心情，是可以给练习效果加分的，所以在美好的春天请尽量不要把负面情绪带到瑜伽的练习中。

春季我们练习的重点在于肋部两侧的伸展以及大腿内侧的拉伸。这里是肝经的循行路线，这样能促进肝经疏泄，帮助我们梳理压抑暴躁的情绪，且有助于内在活力的激发。下面将为大家分享3个体式的练习。一年之计在于春，一日之计在于晨，最好在早晨练习，以此开启一天的活力。

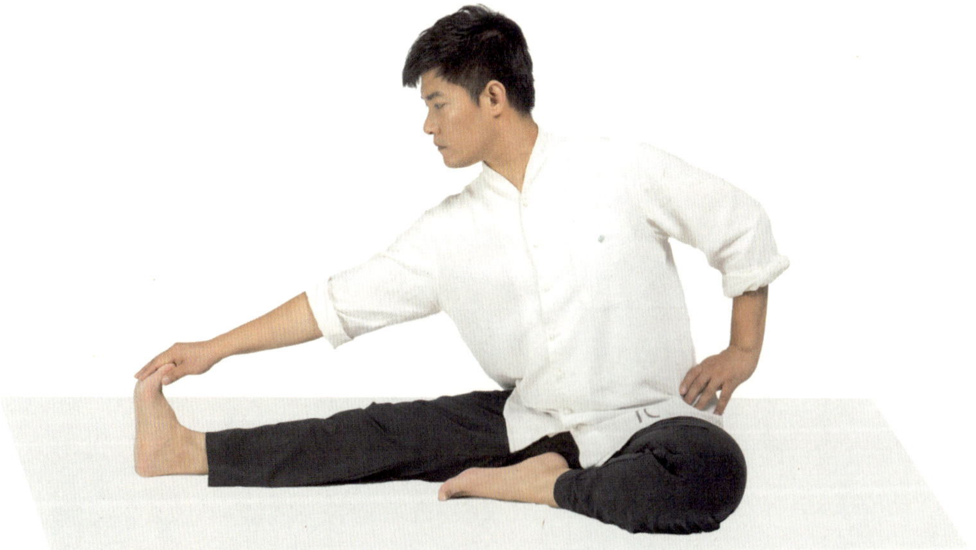

春季养肝三式

门闩式

准备体式：跪立于地面，若膝盖不适，可适当增加垫子的厚度。保持脊椎竖直，身体放松。

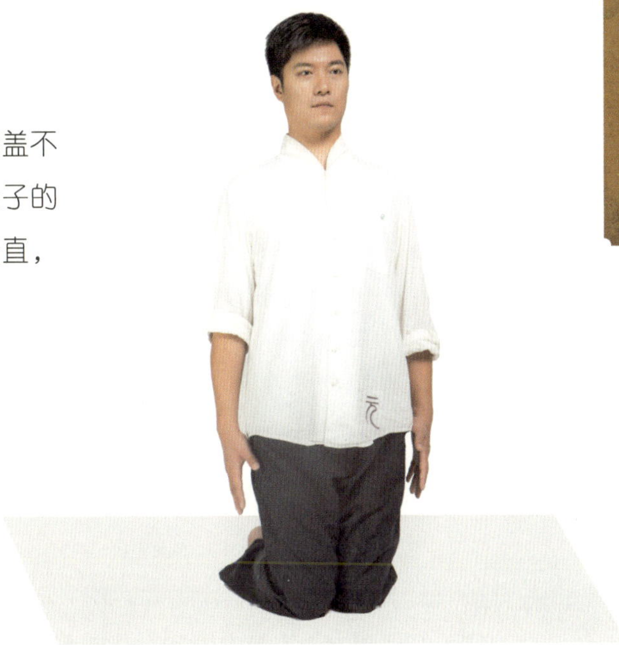

门闩式（准备体式）

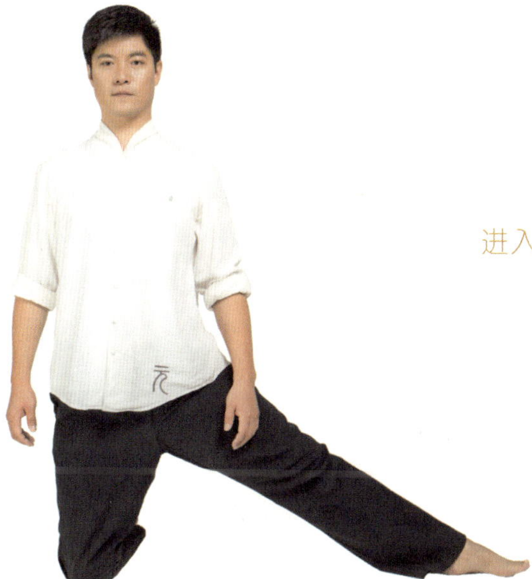

门闩式（1）

进入体式：（1）将左腿向左侧伸展，足尖转向左侧，让髋部、左膝和脚尖在同一直线上。

（2）吸气时，双臂平展于两侧。

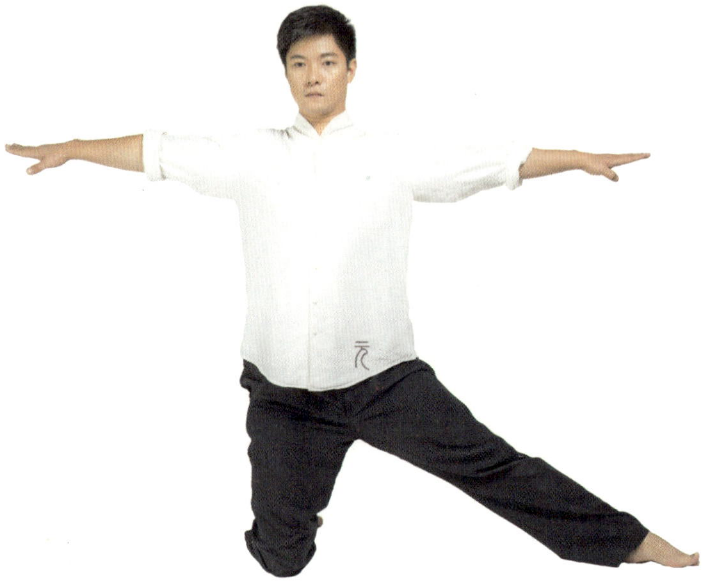

门闩式（2）

（3）呼气时，躯干及左臂向左侧伸展。

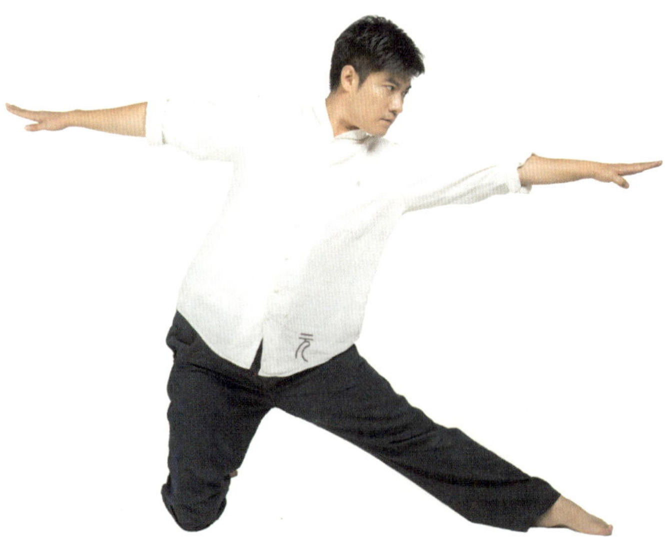

门闩式（3）

（4）当伸展到极致时，左手下落，轻扶脚踝或小腿。

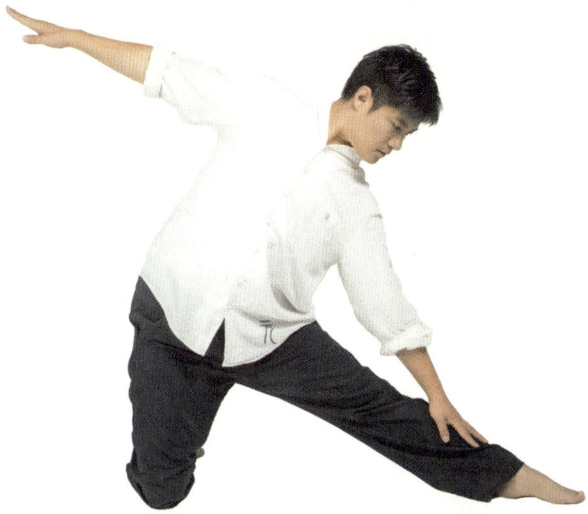

门闩式（4）

（5）将右手举起向天空，两臂呈一直线即可。

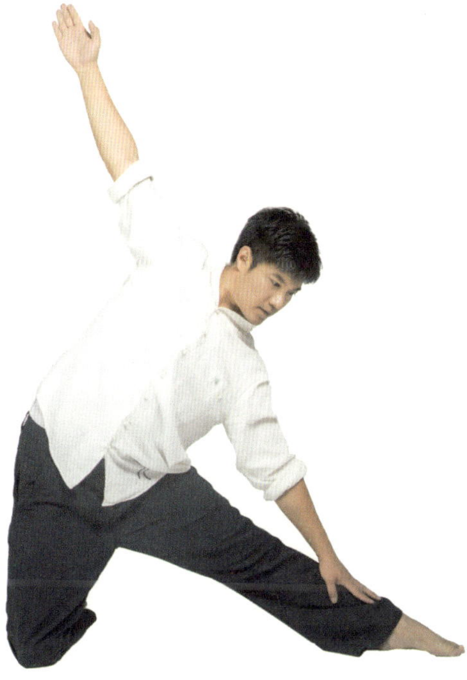

门闩式（5）

（6）右手臂弯曲于头后的位置，右手指捏住左耳，然后头面部向右上方转动，这有利于充分展开肩关节。

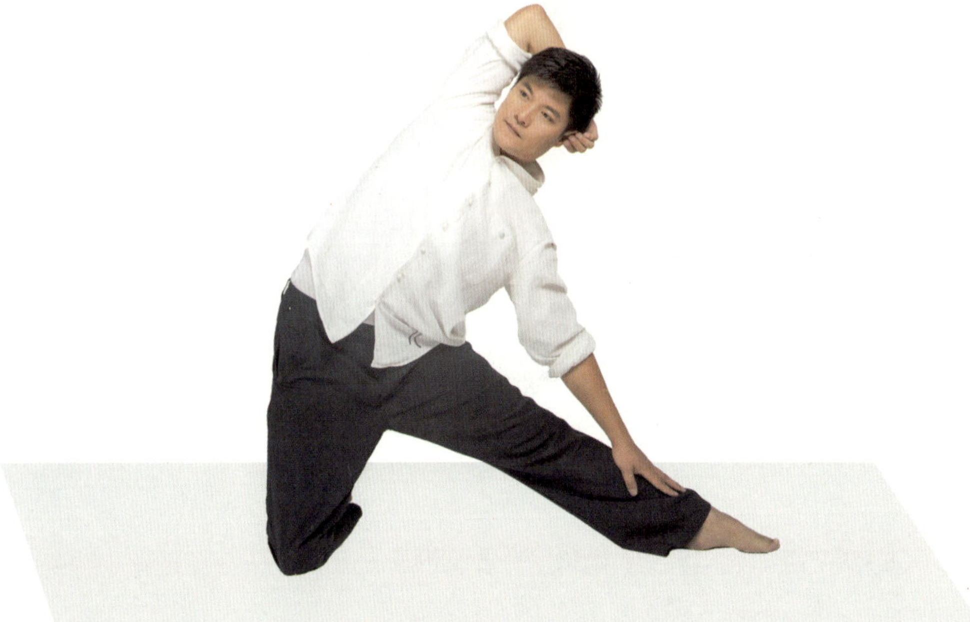

门闩式（6）

呼吸配合：一呼一吸为一次呼吸动作，练习5～10次呼吸。

练习要求：左侧做完动作换右侧做同样动作。

注意事项：注意不要翘臀。膝关节不要过度伸展、下压。

逍遥式

准备体式：双腿伸直，平坐于地面。保持脊椎竖直，身体放松。

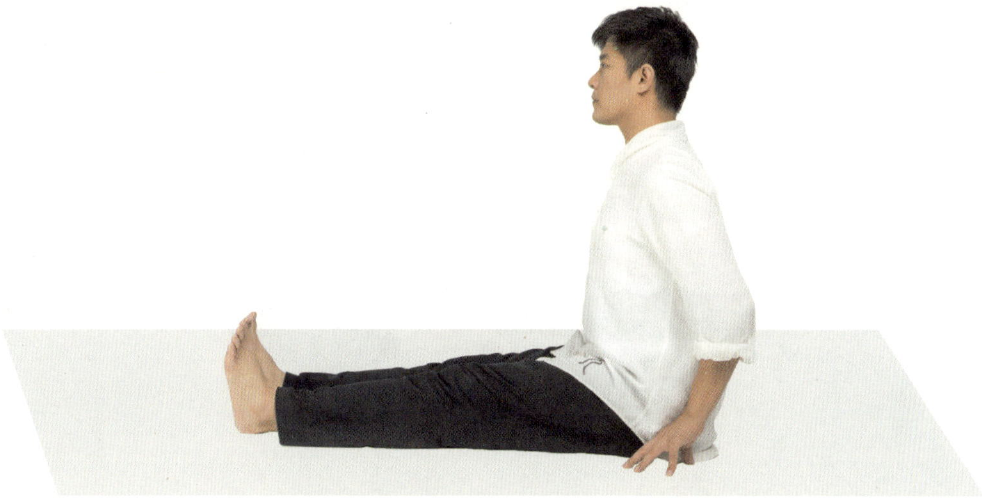

逍遥式（1）

进入体式：将右腿向右侧打开呈90度角，足尖回勾，腿伸直；将左小腿弯曲，足跟靠近会阴部，身体尽量倾向于与右腿在同一平面内。

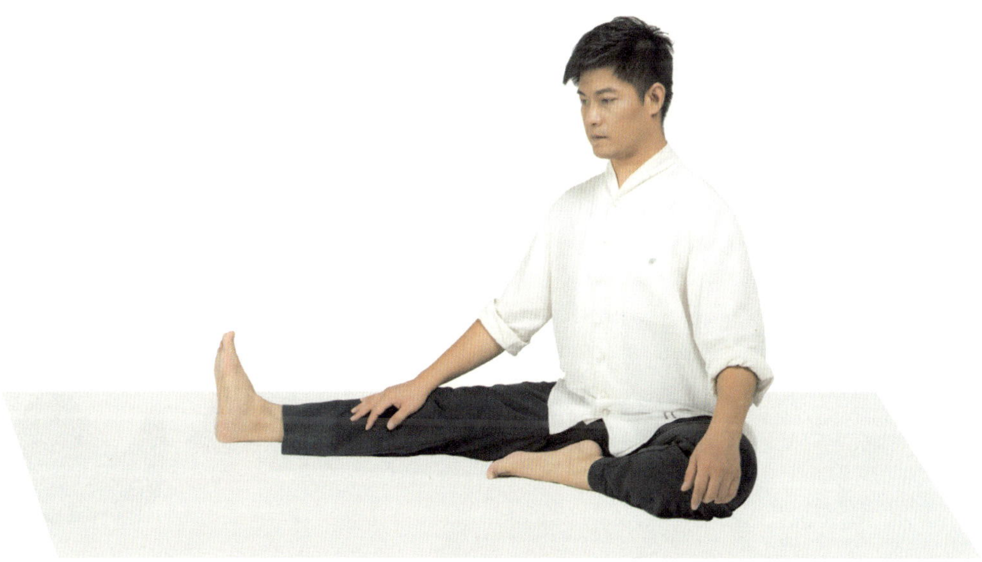

逍遥式（2）

• 将左手插腰，右手抓握右脚尖。

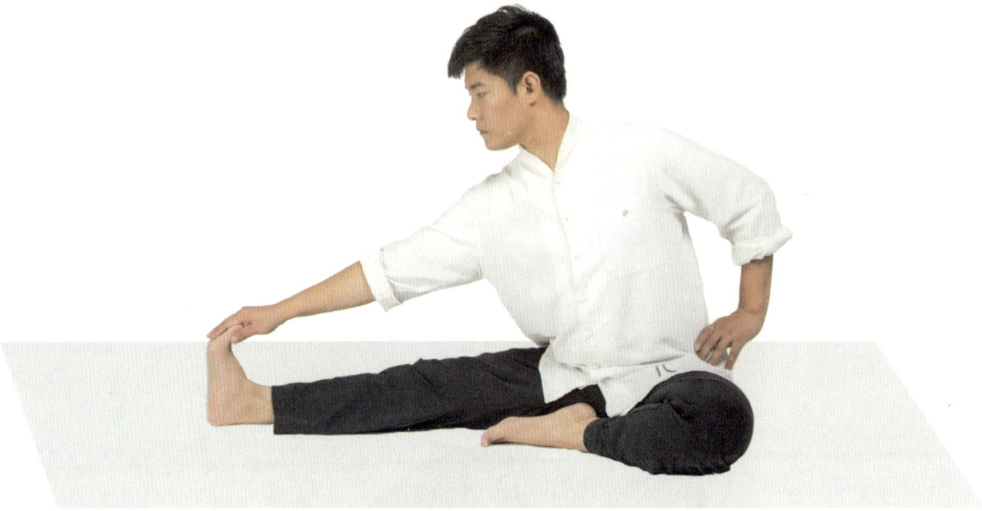

逍遥式（3）

• 吸气时两肩同时后展，呼气时将左手臂打开伸展向上，整体在一侧平面内伸展，面部转向左上方。

呼吸配合：保持自然顺畅地呼吸，不要憋气；保持10～15次呼吸。

练习要求：一侧做完动作换另一侧做同样动作。

注意事项：在向任何一侧侧屈时，都尽量保持脊椎的伸展。不要让脊椎出现侧弯或是出现塌腰、拱背等情况。

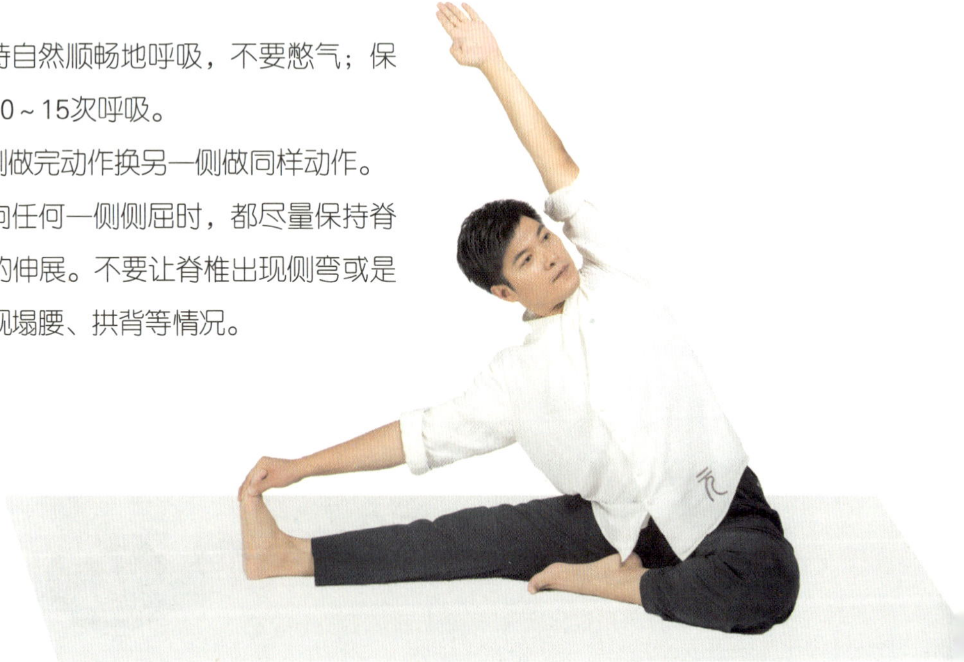

逍遥式（4）

坐角式

准备体式：坐于地面，双腿伸直向两侧打开，两腿之间打开大于90度角，两脚足尖回勾。

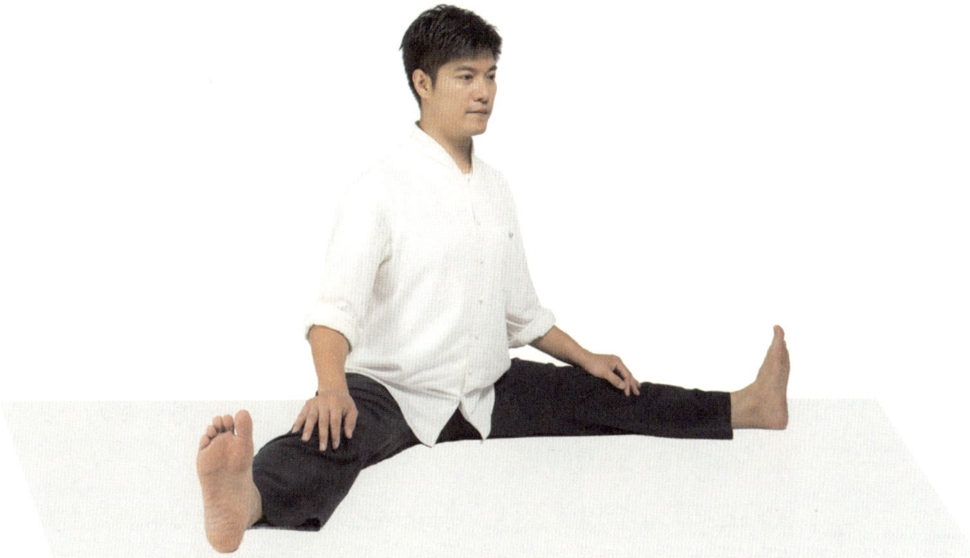

坐角式（1）

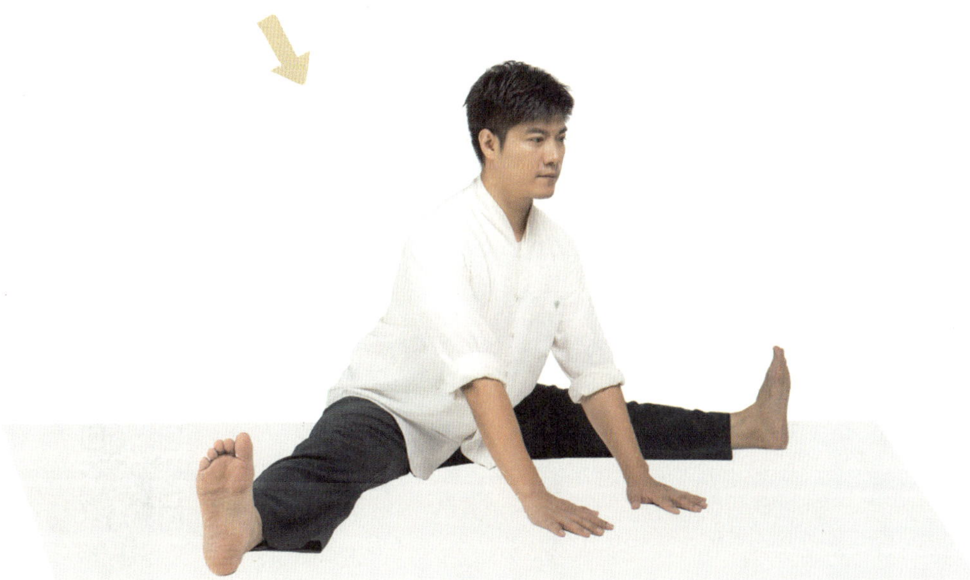

坐角式（2）

进入体式：保持背部伸展，让身体下压，感受两腿内侧有拉伸感即可。

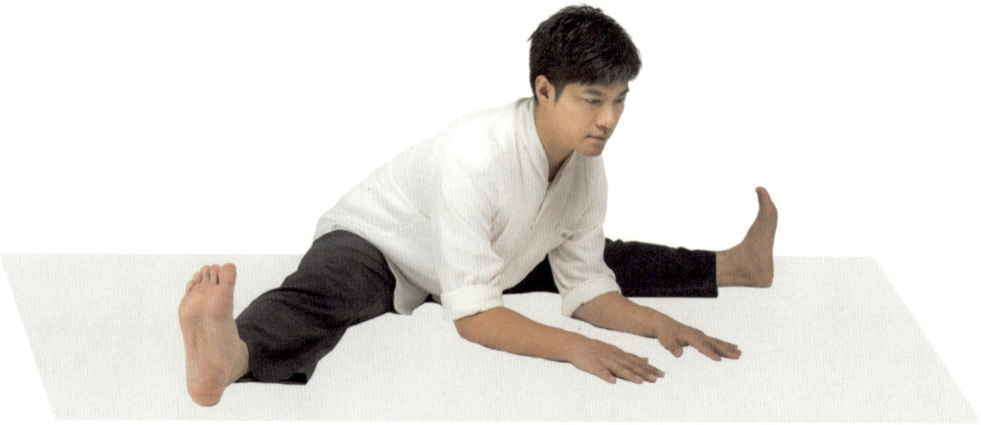

坐角式（3）

呼吸配合：吸气时，抬头，伸展背部；呼气时，身体下压。一呼一吸为一次呼吸，保持10～15次呼吸。

练习要求：两侧拉伸感不要过于强烈，练完一组动作可休息半分钟，之后再重复两三组动作。

注意事项：身体下压过程中不要拱背，呼吸尽可能放慢、延长。

春季养肝三式

夏季的瑜伽练习

夏天给我们的感受是酷暑，但也展现了它热情奔放的一面。若闷在屋子里是绝对体会不到大自然的蓬勃生机的，因此夏天特别建议大家常到户外，找个舒适的有林荫的环境，深呼吸，伸展身体，让汗水带走身体内的所有负能量，就好像夏天的雨水洗过枝头，使身体焕然一新，并与身体里那个久违的自己重逢，身心也随之欣欣向荣。

夏季我们练习的重点部位在于肩臂，这里是心经的循行路线，能帮助我们改善上半身的气血循环，消除上背部的疲劳和紧绷，也有利于消减炎热气候给人带来的沉闷、压抑与焦躁的情绪。

下面推荐练习以下这3个体式：舒心式、牛面式、鸟王式。

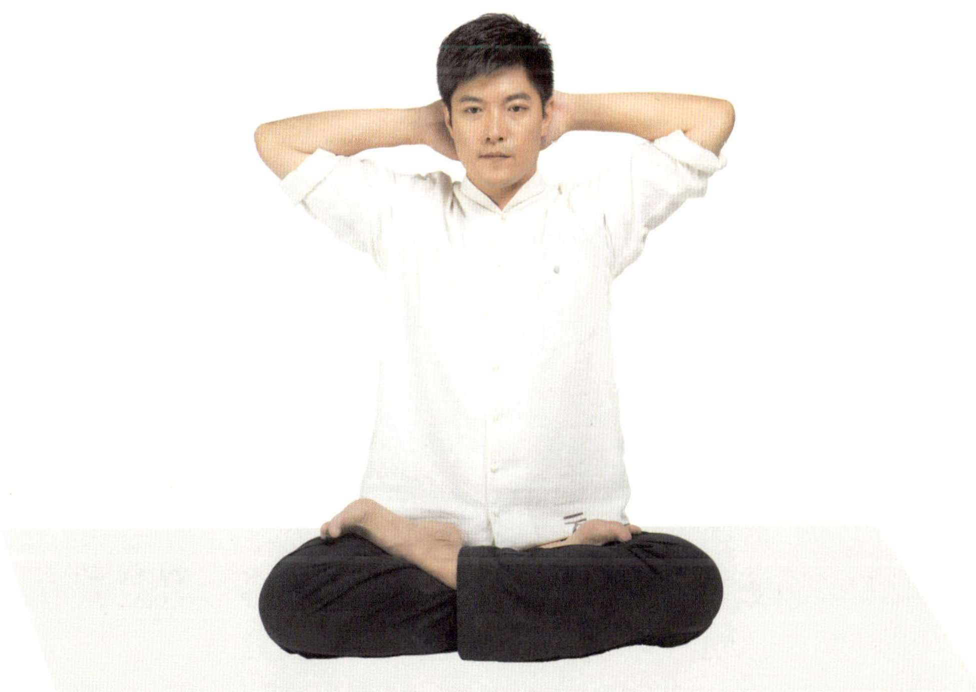

夏季修心三式

舒心式

准备体式：盘坐或跪坐于地面，或双腿垂坐于椅子上，背部伸直，两肩后展下沉，双手十指交叉抓握。

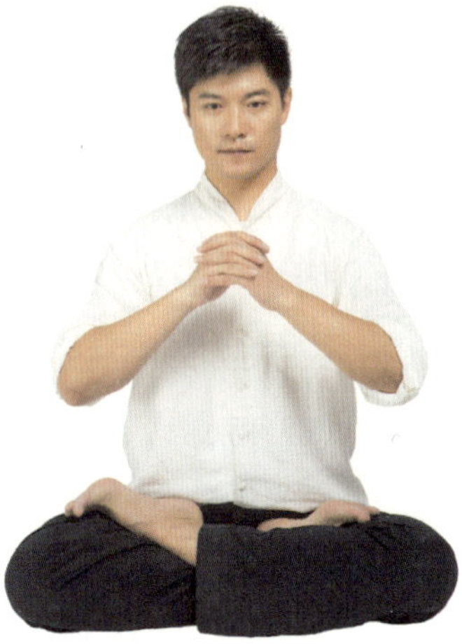

盘坐（正）

进入体式：将双手举起放于后颈部，掌心的劳宫穴护住头后的风池穴，两肘关节向后展，收下颚，不要仰头。

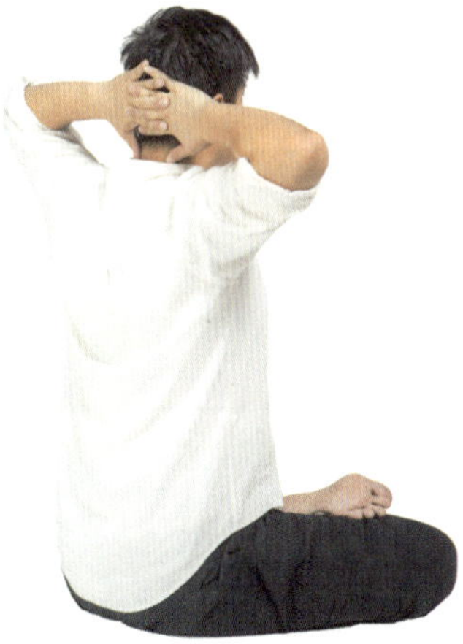

舒心式（背）

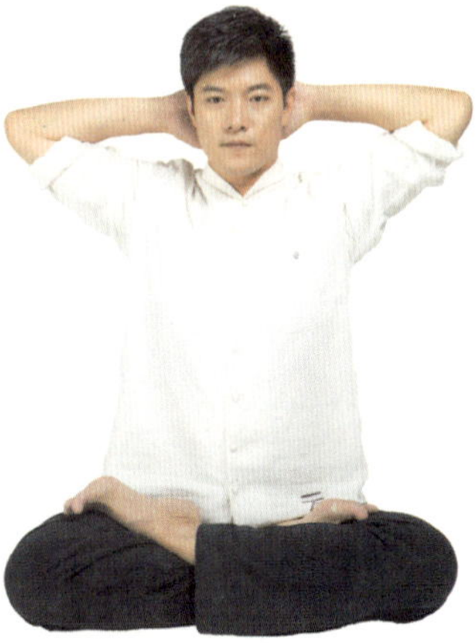

舒心式（正）

呼吸配合：保持呼吸顺畅自然，练习10～15次呼吸。

练习要求：保持两肘、两肩处于同一平面上，不要低头或仰头。

注意事项：练习时闭目，牙齿相扣，舌抵上腭。

牛面式

准备体式：以金刚坐坐于地面，脊椎竖直，两肩后展下沉，身体放松，两臂下垂放松。

进入体式：（1）将左臂举向天空。

（2）然后屈臂，左手伸向背后。

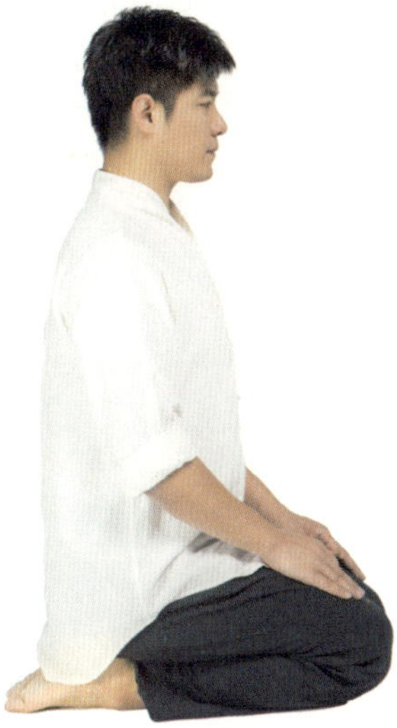

金刚坐（侧）

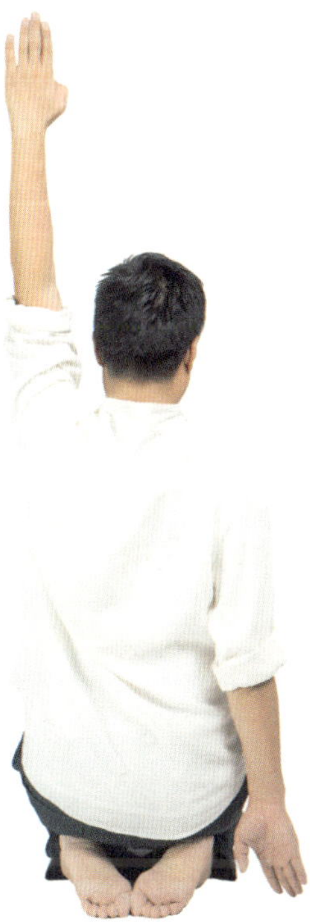

牛面式（1）

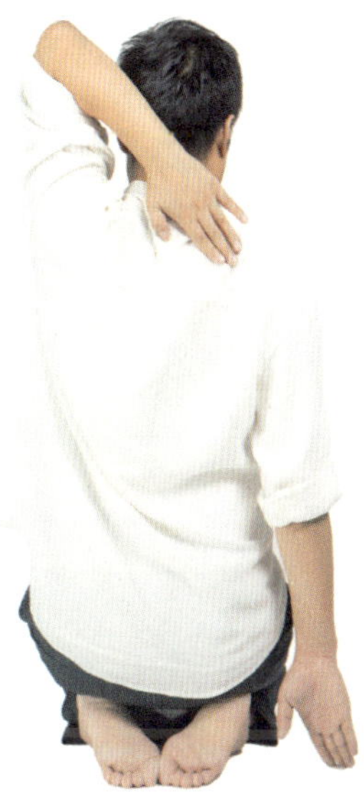

牛面式（2）

（3）右臂向后上方伸展，屈臂，右手向左手的方向伸展，直至两手抓扣在一起。前期可用一条毛巾辅助。

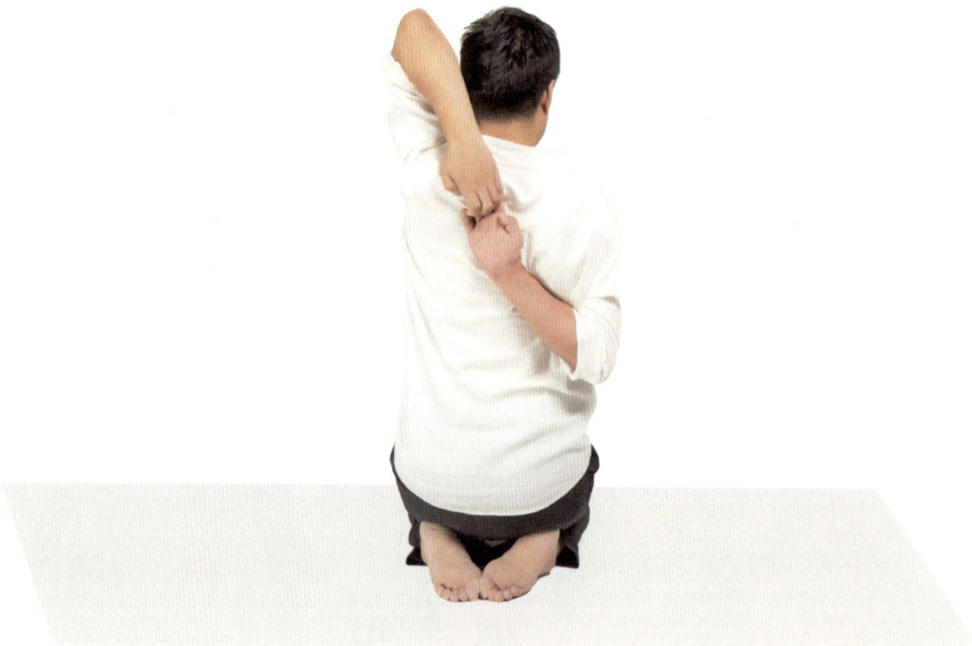

牛面式（3）

呼吸配合：保持呼吸顺畅自然，每侧练习10～15次呼吸。

练习要求：左侧做完动作换另一侧做同样动作。

注意事项：脊椎竖直，身体不要左右扭转或倾斜。

鸟王式

准备体式：以金刚坐坐于地面，脊椎竖直，两肩后展下沉，两臂平展于体侧，身体放松。

进入体式：（1）曲两臂向内，指尖相对，掌心向下，肩膀下沉。

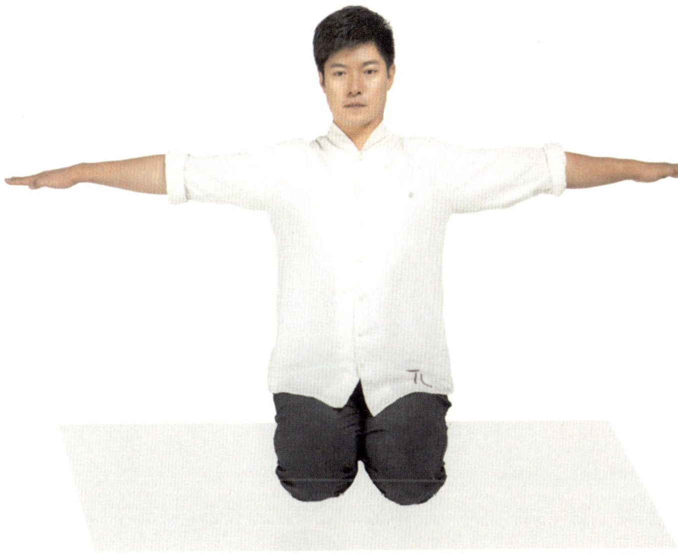

鸟王式（准备体式）

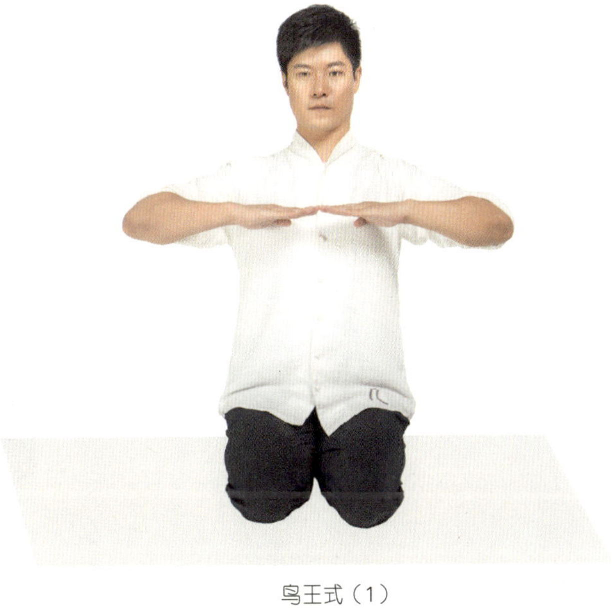

鸟王式（1）

（2）先将左手在上，右手在下，两手相叠，然后两手向相反方向运动，直至两肘相叠。

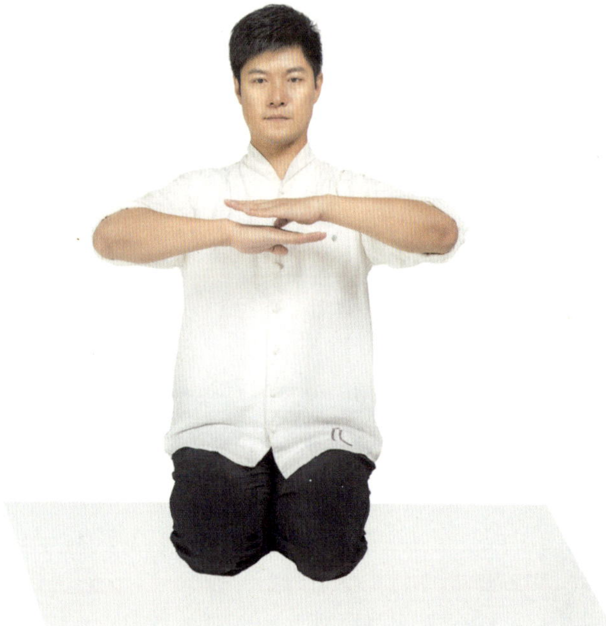

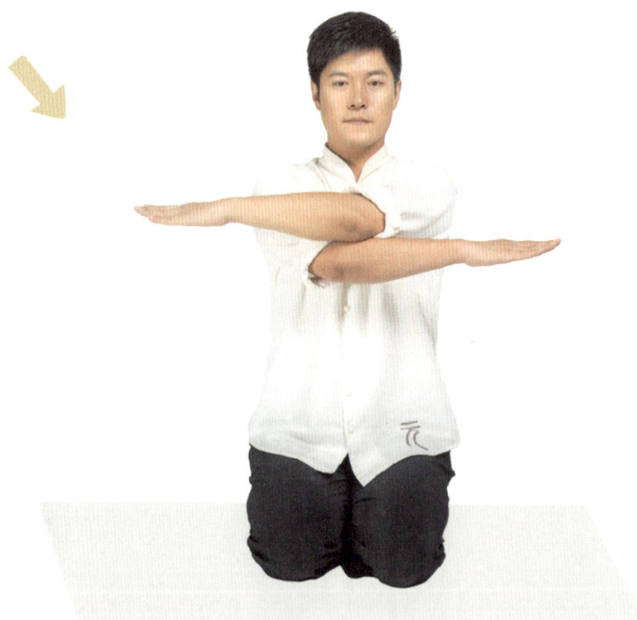

鸟王式（2）

（3）将两小臂竖起，右手抓握左手腕。如做不到的话，让双手去抱肩。

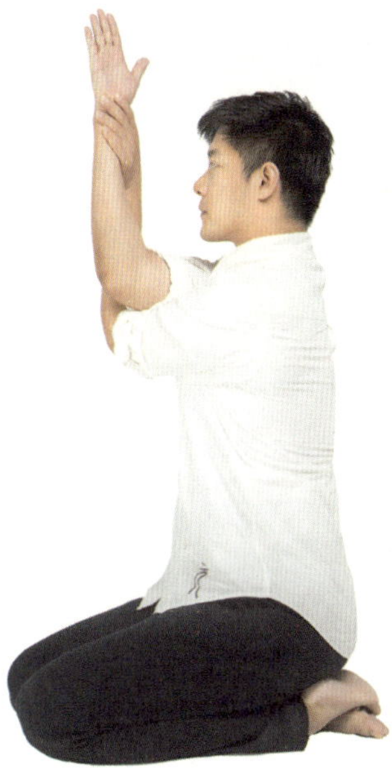

（右）

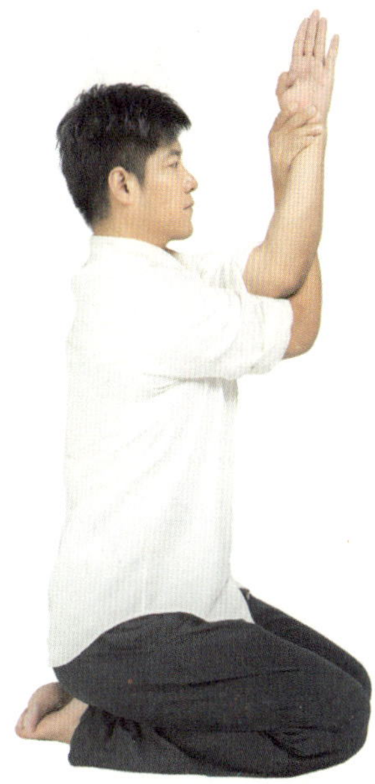

（左）

鸟王式（3）

呼吸配合：吸气时，肘关节向上微抬；呼气时，肘关节下落。保持10～15次呼吸。

练习要求：做完动作后交换两手的位置做同样练习。

注意事项：始终收下颚，不要仰头。脊椎竖直，身体不要左右扭转或倾斜。

夏季修心三式

收 秋季的瑜伽练习

随着秋天脚步的临近，气候逐渐清爽，建议大家放慢脚步，减缓生活的节奏，保持从容平和的状态。莫要悲伤，也不必为万物之凋零而触景生情。我们应去享受秋风之凉爽、秋夜之静谧、秋实之累硕。但是随着气温的下降，身体也呈现出收紧之意，所以瑜伽练习一定不可松懈，而且比起春、夏季更要做好充分的热身。

秋季我们练习的重点部位在于强化手臂的力量，因为肺经循行于手臂内侧。肺主皮毛，通过下面推荐的3个体式的练习，可强化肺气，提高皮毛与呼吸道对于秋凉和秋燥的防御能力。

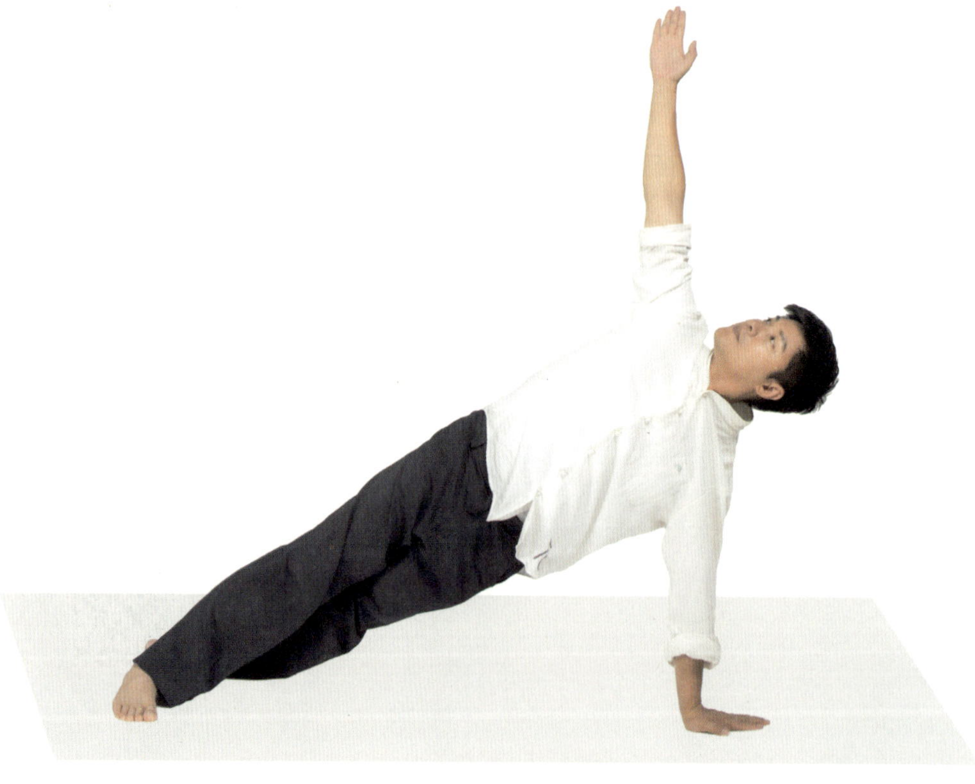

秋季养肺三式

平板式

准备体式：身体向前俯卧，手掌撑地，双膝跪地，两手打开与肩同宽，指尖向前。双脚同样打开与肩同宽，前脚掌蹬地。

进入体式：手臂发力，腰腹内收，膝盖离地，将腿绷直。

呼吸配合：保持腰腹的内收，每次呼气时，再次收紧腹肌。练习5～10次呼吸。

练习要求：建议练习2～3组，每一组动作为5～10次呼吸。

注意事项：不要低头，不要耸肩，不要塌腰，始终保持腰腹核心的内收。

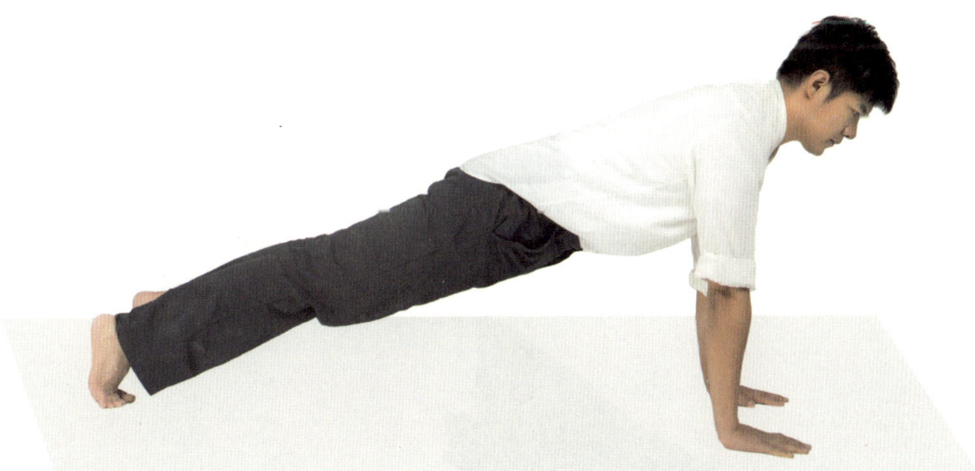

平板式

侧平板式

准备体式：同平板式。

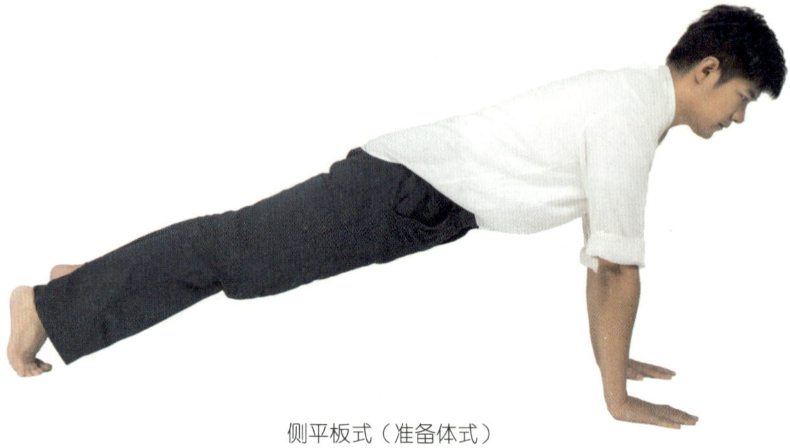

侧平板式（准备体式）

进入体式：将双脚足跟倒向左侧，同时重心移至左手掌；将右手向上举起，眼睛看向右手指。

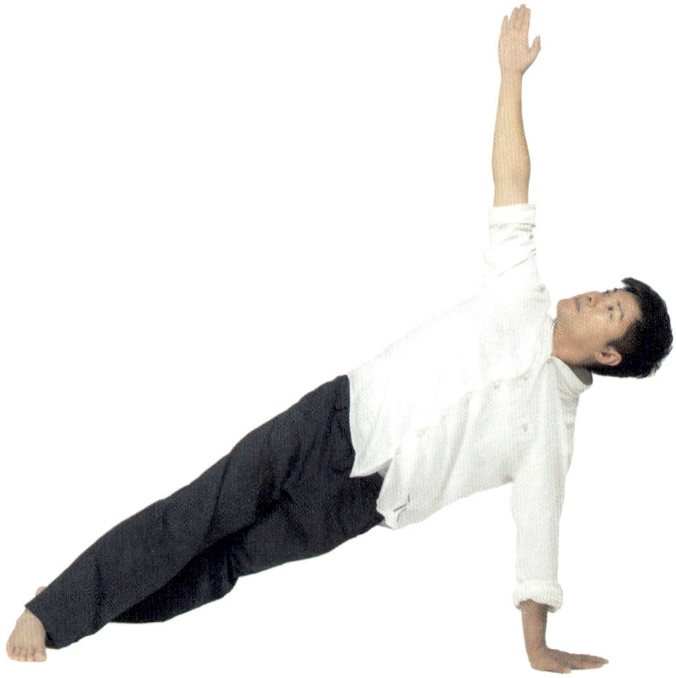

侧平板式（正）

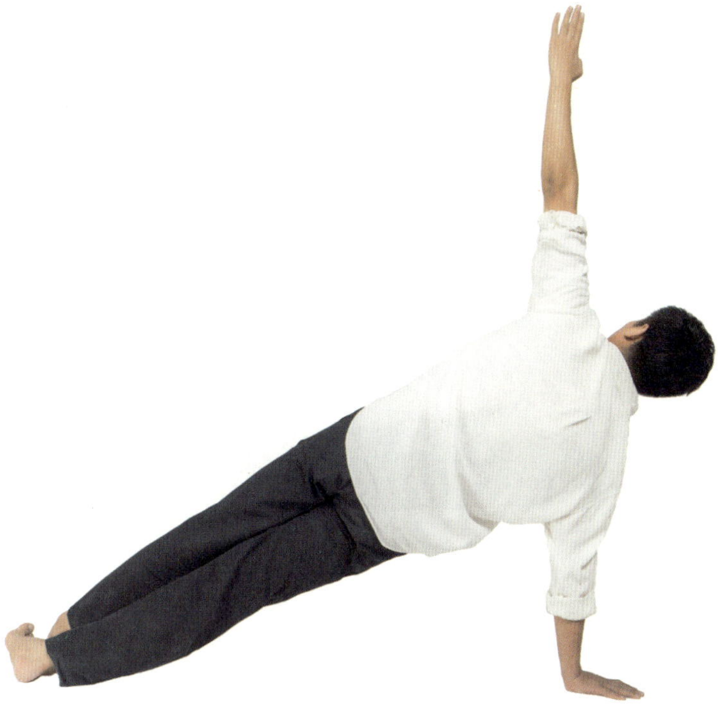

侧平板式（背）

呼吸配合：保持5～10次呼吸。

练习要求：一左一右为一组，建议练习2～3组。

注意事项：腰腹核心始终内收，调正骨盆的位置，使髋部和身体呈一条直线，不要过于下落或上抬；两臂及两肩尽量呈一条直线，两肩胛骨向后靠拢。

反转板式

准备体式：双腿伸直，平坐于地面，两脚打开与肩同宽。

进入体式：（1）足跟撑地，脚趾前伸。双手放于身体后侧的地面上，指尖向前，指尖距离臀部大概一手掌的长度，内收下颚。

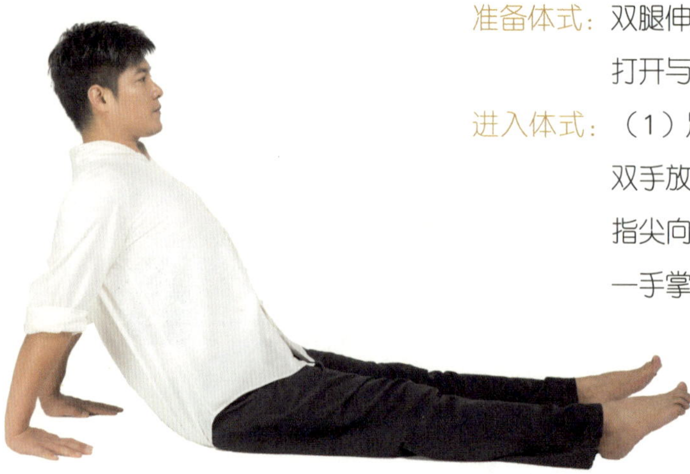

反转板式（1）

（2）吸气时，扩展胸腔，将两肩胛骨后展内收；呼气时，将臀部收紧向上抬起。脚趾尽量下压。

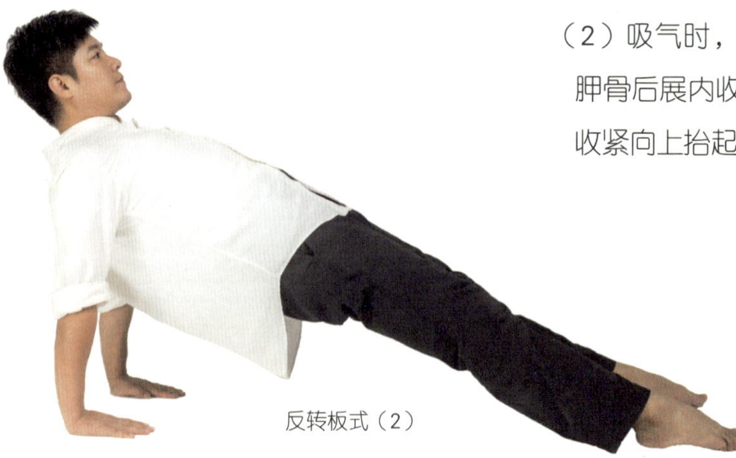

反转板式（2）

呼吸配合：每次呼气时，手掌要更加发力推地，并使肩胛骨内收，让身体维持在平直的状态不松懈。

练习要求：尽量做到手臂与地面垂直，从肩到骨盆的躯干部分尽量做到与地面平行。5～10次呼吸为一组，完成一组动作后将臀部放下，可重复练习2～3组。

注意事项：臀部尽量不要下落，膝关节不要过于紧绷。

秋季养肺三式

藏 冬季的瑜伽练习

可能很多女生都不大喜欢冬天，因为太冷了。但是，真正的温暖其实应是来自内在。万物在冬天封藏，正是在积蓄能量等待温暖。冬天的瑜伽也取法于自然，目的在于强化身体内在的封藏之力和积蓄能量。

冬季练习的重点部位在于下肢及腰背，这里是肾经与膀胱经循行的路线。

下面推荐这3个体式的练习，即蝴蝶式、束角式、蝗虫式。

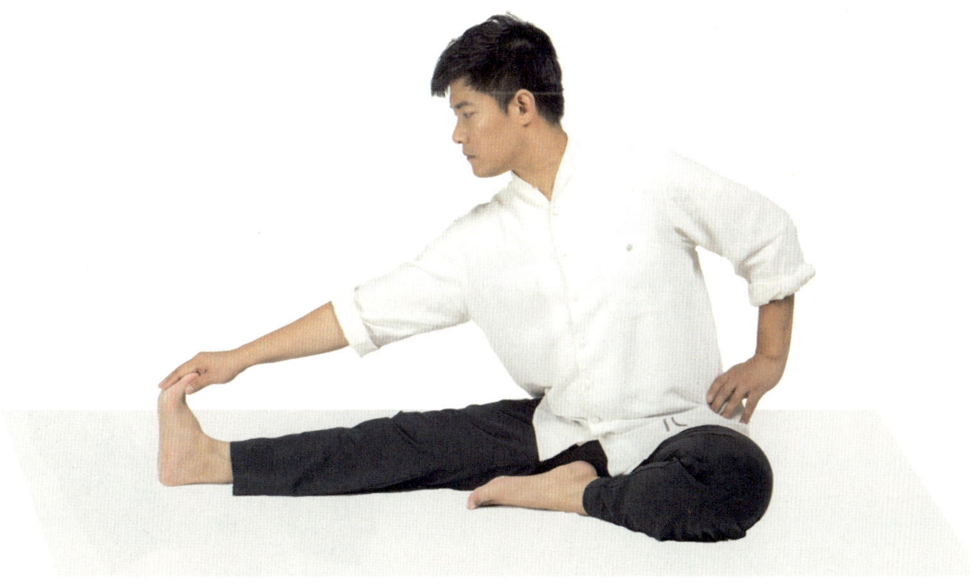

冬季养肾三式

蝴蝶式

准备体式：坐于地面，双腿弯曲，两脚心相对，膝关节向两侧打开，足跟尽量内收，靠近会阴处。双手食指交叉，托住前脚掌。伸展脊椎，背挺直。

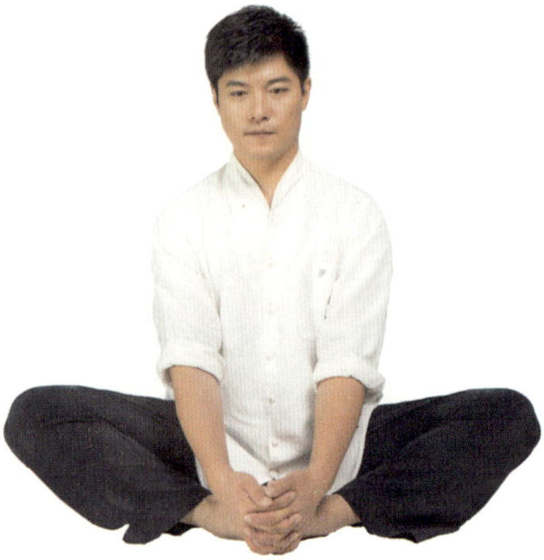

蝴蝶式（准备体式）

进入体式：放松髋部，让两腿上下扇动，如蝴蝶扇动翅膀一样。

呼吸配合：保持呼吸顺畅自然。20次呼吸为一组。

练习要求：刚开始双腿的扇动幅度不宜过大，重在持续练习。

注意事项：不要拱背，眼睛看前下方但不要低头，始终保持脊椎的伸展和髋部的放松。

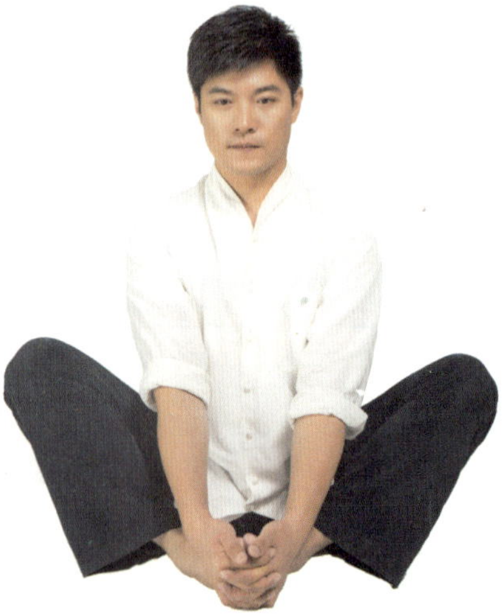

蝴蝶式（正）

束角式

准备体式：同蝴蝶式。

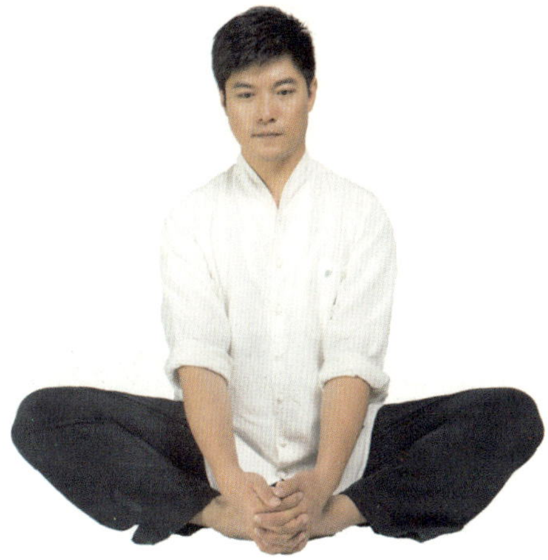

束角式（准备体式）

进入体式：吸气时抬头，伸展脊椎；呼气时身体下压。

呼吸配合：一呼一吸为一次呼吸动作，完成10～15次。在这个过程中，可以用呼吸微调身体。每一次吸气时，都要抬头伸展脊椎，同时膝关节尽量靠向地板；呼气时，身体下压。

练习要求：10～15次呼吸为一组。练完 组后，将两膝合拢，休息半分钟，再进行第二组的练习，重复2～3组。

注意事项：同蝴蝶式。

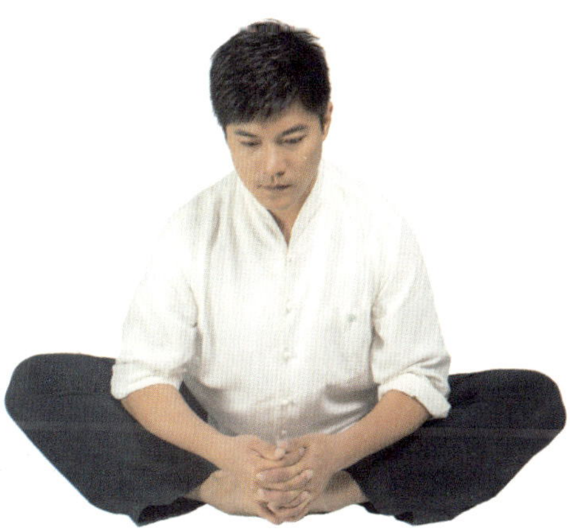

束角式（正）

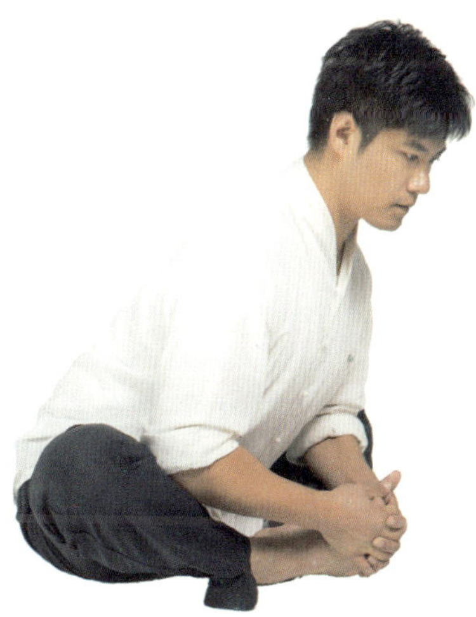

束角式（侧）

简易蝗虫式

准备体式：俯卧于地面，两小臂交叠，额头贴放于小臂，让身体放松。

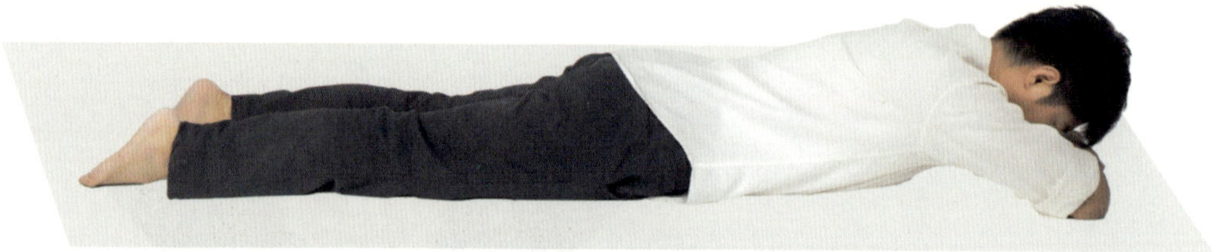

简易蝗虫式（准备体式）

进入体式：深吸气、呼气时，将臀部与双腿收紧，将腿与上半身同时向上抬起，眼睛看向前下方。

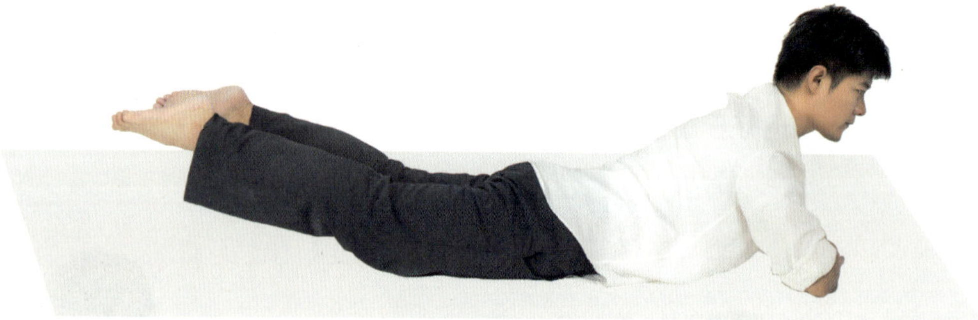

简易蝗虫式（侧）

呼吸配合：每一次呼气时，尝试让上背与腿部更加收紧，并向上抬起。

练习要求：5～10次呼吸为一组，重复2～3组。

注意事项：头部不要过度后仰，眼睛看前下方即可。两脚之间分开不要超过一肩宽，调正脚的位置，不要使脚尖外展。

冬季养肾三式

第四章

元瑜伽早晚模式

元瑜伽
YUAN YOGA

元瑜伽早晚课练习原则

即将开启练习了，在这之前，我们需要做哪些准备呢？

请一定认真阅读这一章内容。

准备工作做充分了，才能使我们的练习事半功倍。

这也是所有的瑜伽练习者都要了解的基础知识。

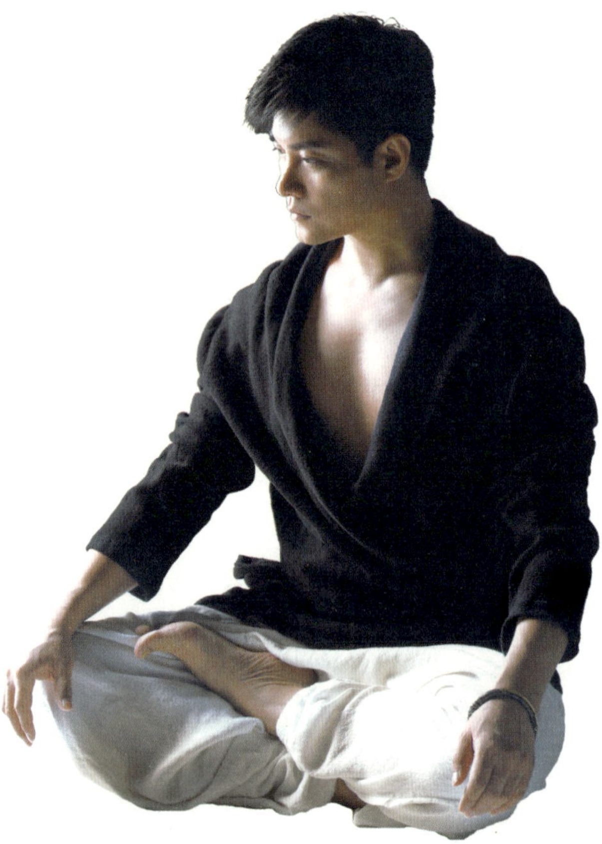

元瑜伽练习须知

练习最佳时间

（1）太阳升起和太阳落下的时间，也正是中医所讲的卯时（05:00—07:00）与酉时（17:00—19:00）。此时正是阴阳平和的时间，人体气血充盛。

（2）尽量保证每天在同一时间练习，以形成身体记忆。

准备工作

饮食

瑜伽练习最好在空腹时进行，如果有饿的感觉可以吃些流食，一般要求在瑜伽练习前后一小时之内不进食。若吃得太饱，则至少要在4小时以后才能开始练习，否则容易引起胃痛、头晕、恶心等不良反应。

开始练习之前，清空膀胱。

场地

选择安静、干净、空气流通性好的地方练习，练习时地上需要铺上柔软的毯子，毯子柔软度控制在能够让人轻松站立、脚下不打滑即可。

穿着

瑜珈练习时最好穿着宽松、舒适的纯棉衣裤，尽量除去身上所有佩戴之物，赤脚或着短袜。

沐浴

练习之前可以沐浴，但练习结束之后不要马上沐浴，尤其是在出汗以后，应该等到毛孔收缩后再沐浴，一般至少等待1小时。

思绪

大脑应保持冷静和警醒，不去思考练习以外的事情，专注于体式练习与呼吸。

呼吸

在瑜伽练习中，没有特别要求的话，都是鼻呼鼻吸，不要用嘴呼吸。练习前期，不强求对呼吸的控制，只要做到在平时呼吸的基础上适当放慢、延长就可以。

女性特殊时间

1. 经期

经期不建议练习瑜伽。但如果经期并没有特别的不适感的话，也可以适当练习。避免练习动作剧烈的体式和使骨盆高于心脏的体式。

2. 孕期

女性在怀孕4个月之前，一般不宜练习瑜伽；4个月后如情况稳定，可在医生和专业老师指导下进行适当的瑜伽练习。

3. 产后

产后一个月内不宜练习瑜伽，之后可以进行较温和的练习。如果是剖宫产，则应该在5个月以后再练习为宜。

元瑜伽“三调”

在开启练习之前，我还想再介绍三个关键词，即“调身”“调息”“调心”，也称“三调”。每次练习时做到这三点，可以让瑜伽练习效果事半功倍。

调身

调身是瑜伽练习的基础。当身体没有做好准备或没有足够放松时，练习只会起反作用，所以开始练习前的这个环节很重要。我们要在这个环节里得到充分的放松，让我们的大脑给身体一个指令，让身体意识到当下这一刻是最美妙的瑜伽时光，要放松，再放松……

其实放松也是一种能力，常常需要由训练而得到。不是谁都能随时随地放松下来，若我们刚开始感受不到松弛，那就让自己先紧一下吧。所谓的松是相对紧而言的。首先，让我们来把拳头握紧，把浑身的肌肉收紧，这一步我们一定能体验到身体一种真实的紧。接下来，把紧去掉，便是松了。记住这种感觉，让这种松弛舒适的感觉充满接下来全部的瑜伽时间。能从瑜伽练习中得到放松，便是第一个收获。

调息

静态体式为腹式呼吸，动态体式时回到胸式呼吸。

生命在于呼吸之间，呼吸法是瑜伽练习中的重要部分。正确的呼吸有助于瑜伽练习和身体改善，否则会成为练习中的绊脚石，甚至导致气的失调。因此，元瑜伽有系统的调息方法，注重以气调气、以气补气的过程。元瑜伽练习者入门时需要学习的呼吸法有风、喘、气、息四种，只有保持正确地呼吸才是调息，才能补养元气，否则只会更快地消耗身体。

瑜伽练习初期的调息，先把呼吸调到三个状态，即轻缓、均匀、深长。身体的放松与呼吸的深长相辅相成，这两者之间的默契会让我们更快地进入瑜伽的状态。

调心

所谓调心就是排除心中的杂念，专注于当下的练习，以此获得平静，但这也是最难的一步。念头往往不像身体和呼吸那样好控制，说要安静下来，其实又不知会有多少念头蹦出来。古人曾有云："制心一处，无事不办。"当我们高度专注时，任何事情都容易做成。只有专注和安静才能真正的进入瑜伽状态，否则就只是练习健身体操而已。因此，制心一处，心不散乱，也是考量一个瑜伽练习者功夫深浅的标尺。在练习初期，我们可以利用视觉的凝视点和意识的关注点，来牵制内心杂乱的思绪，实现相对的专注，这是元瑜伽初学者必须掌握的技能。

在后面的练习中，会着重给大家介绍相应的凝视点和关注点。

练习瑜伽初体验的“四不要”

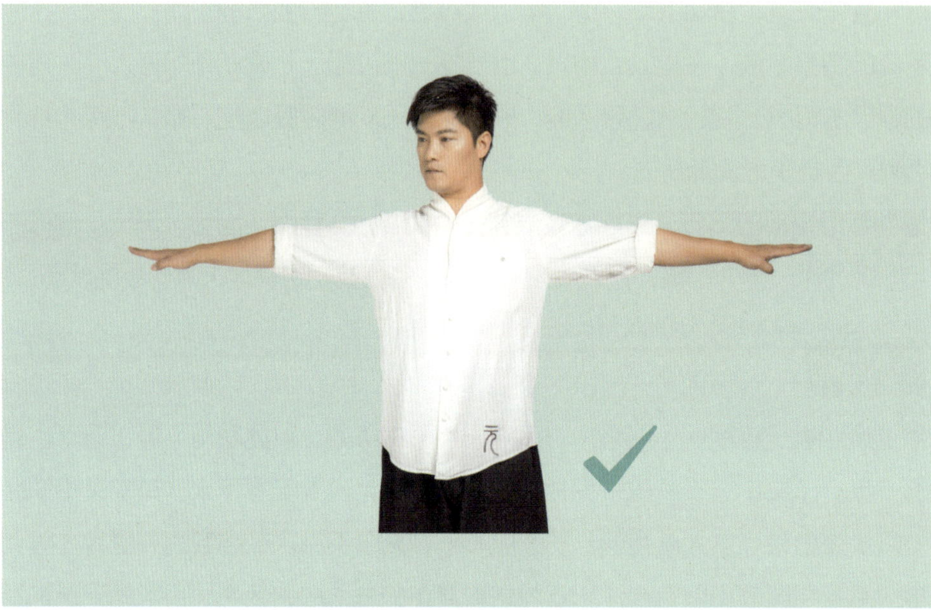

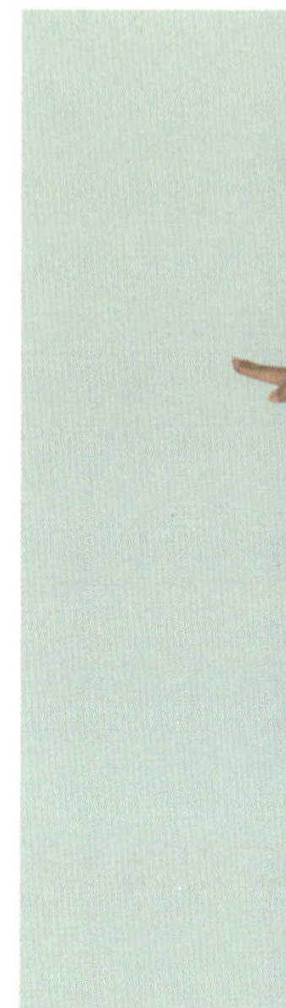

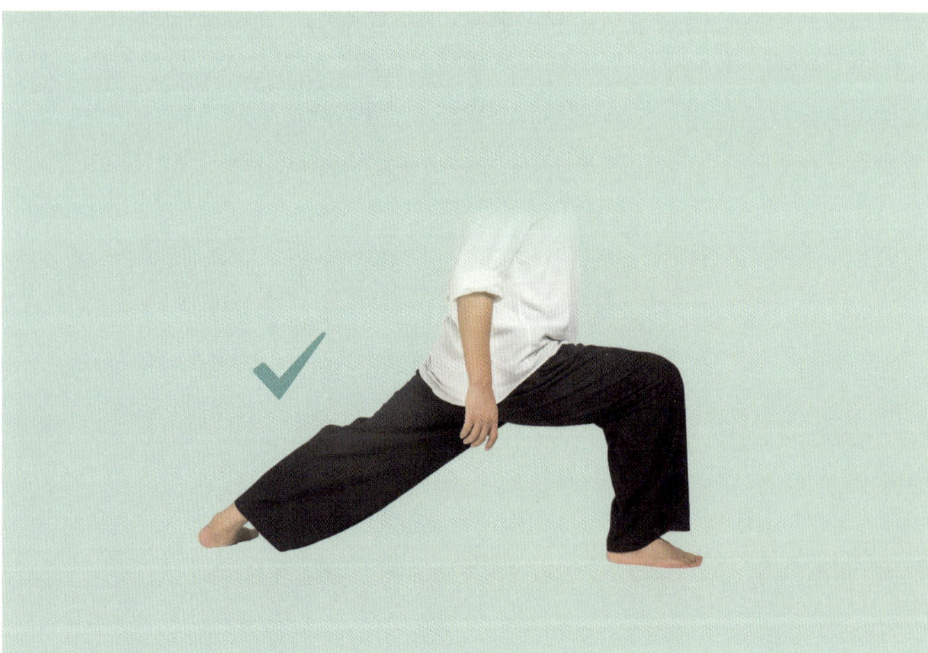

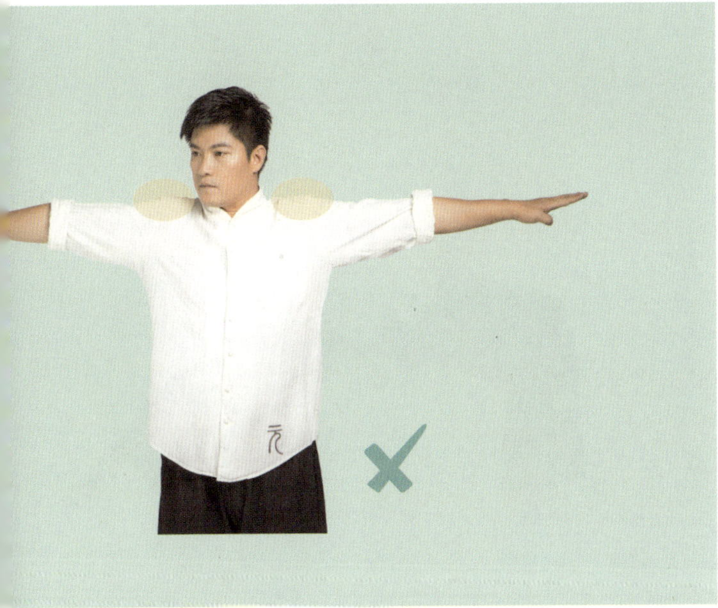

注意事项：（1）所有练习中涉及手臂上举或抬起的动作时不要耸肩，要让肩膀后展下沉，否则会导致肩膀的局部紧张，造成肩臂与上背的酸累与疼痛。

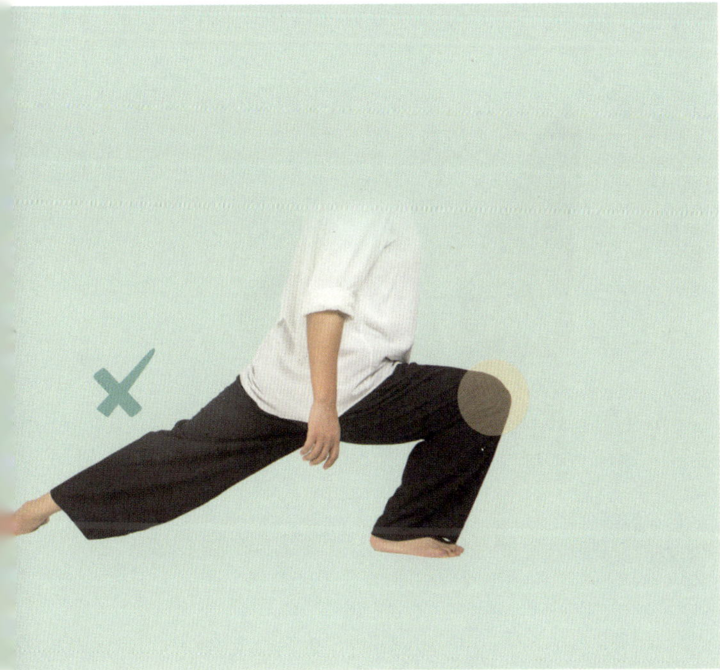

（2）凡涉及站立腿部弯曲的动作，不要让膝关节超过脚尖，否则会增加膝盖的压力从而导致膝关节疼痛。

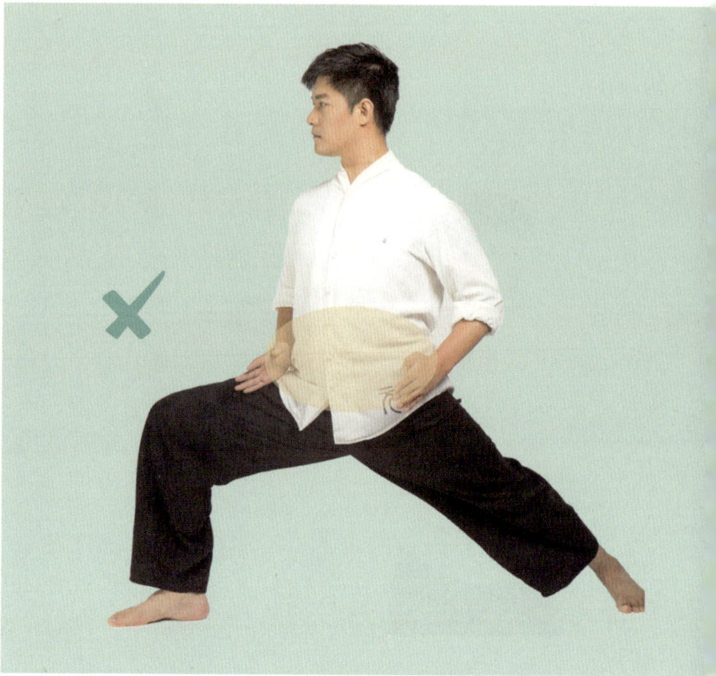

（3）凡涉及腿向后伸展的体式，不要展髋，否则易使骨盆与脊椎变形，从而导致局部的肌肉僵紧疼痛。

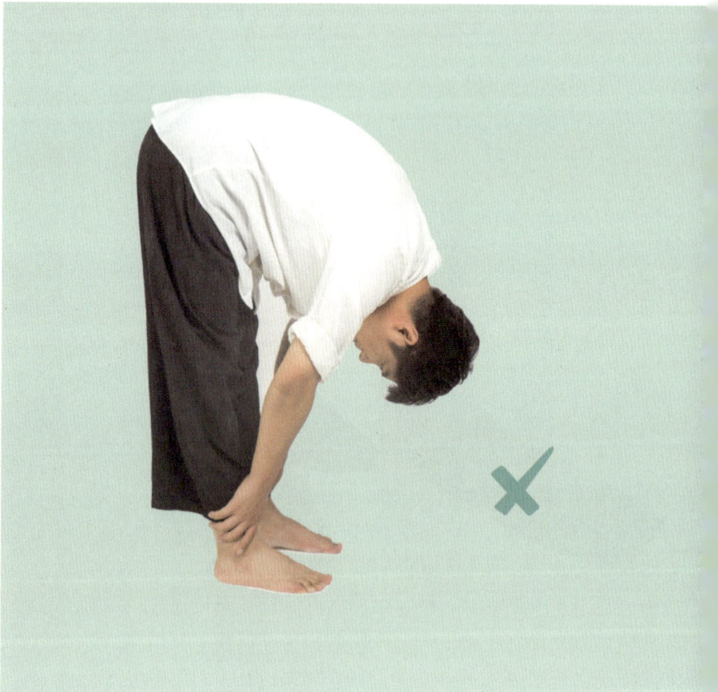

（4）凡在练习中感觉做不到的体式不要勉强，要做到与身体沟通，适可而止。

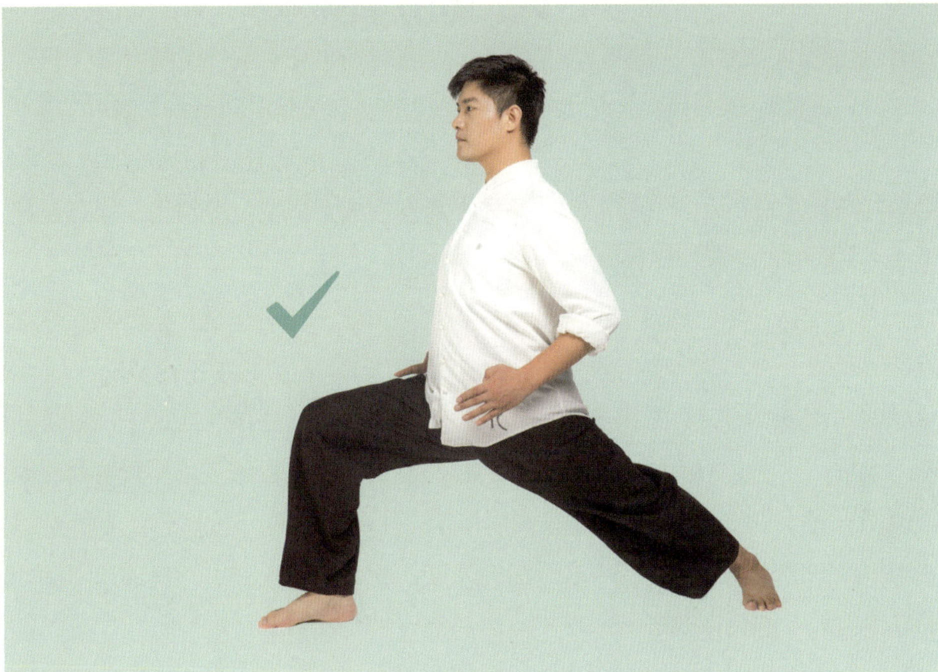

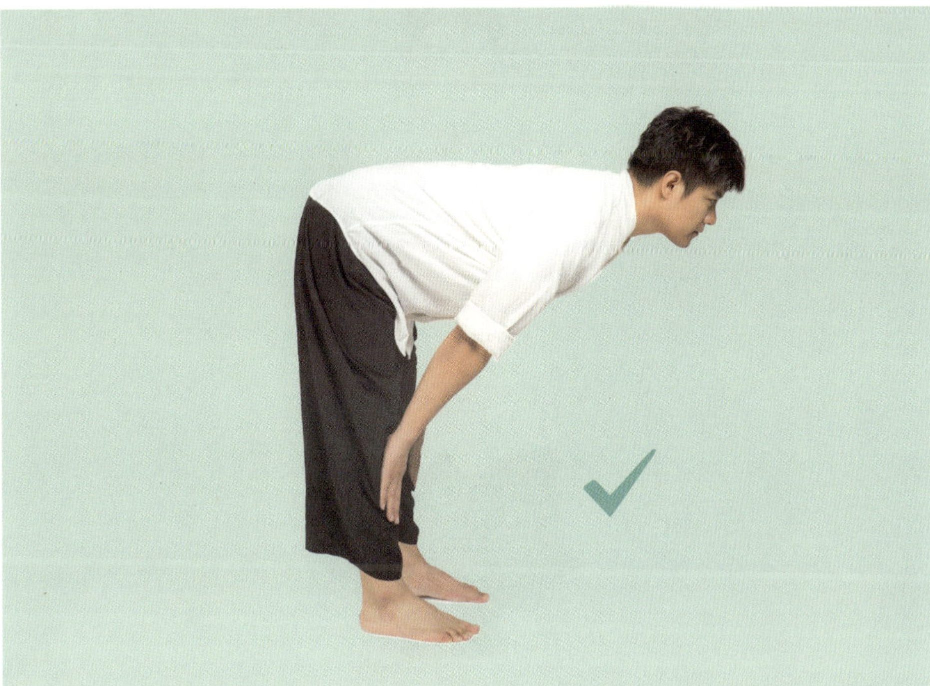

元瑜伽晨课

首先我们需要一个空间，这个空间不需要很大，只要能放得下一张瑜伽垫（一般瑜伽垫的尺寸是 60cmx170cm）就可以了。

客厅也好，阳台也好，或者是家里某个不太受干扰的角落，只要自己感觉相对舒适就可以，在此处将垫子铺开，此时这里就是你的专属瑜伽空间啦！

在练习初期，我们可以营造点氛围，如播放一首轻音乐，再点上一支天然的檀香或沉香。当气味弥散在空气之中时，我们仿若置身于禅堂，由此开启我们一天的练习。

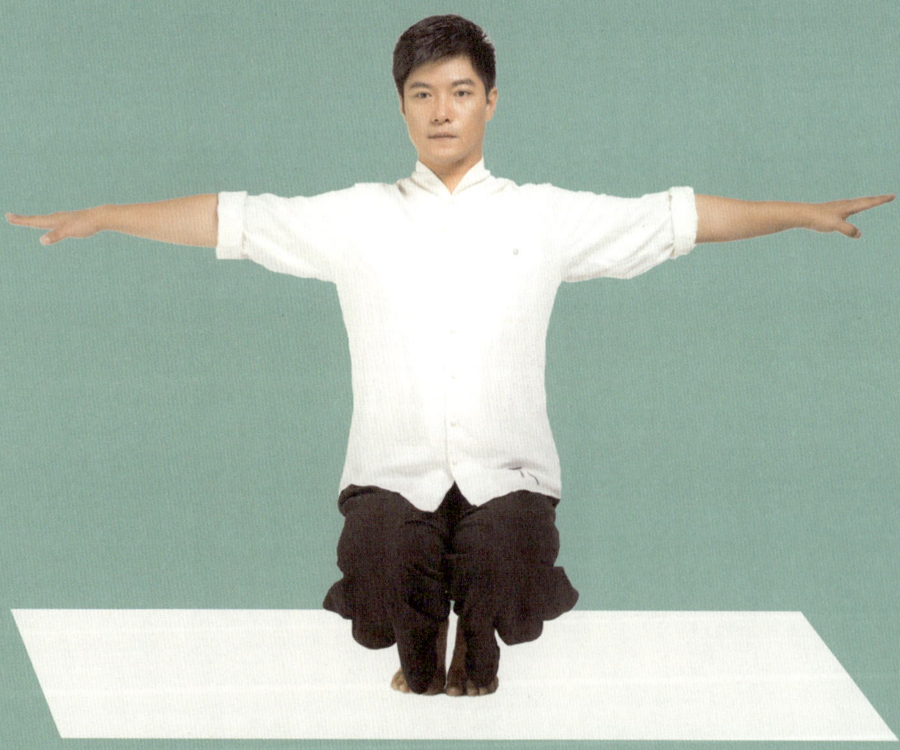

敲打热身

胆经：5～10分钟　　　　胃经：各1分钟

在开启正式热身之前，我们先来进行局部的敲打。

敲打能有效地唤醒身体，促进气血循环，激活内在的经络。

早课重点敲打的部位有下面两处。

一是大腿外侧。这里是胆经的位置。

敲胆经

- 双腿分开与肩同宽，并微微弯曲，两手握空拳。
- 沿大腿两侧、裤中线的位置敲打。
- 上下来回反复敲打5～10分钟。

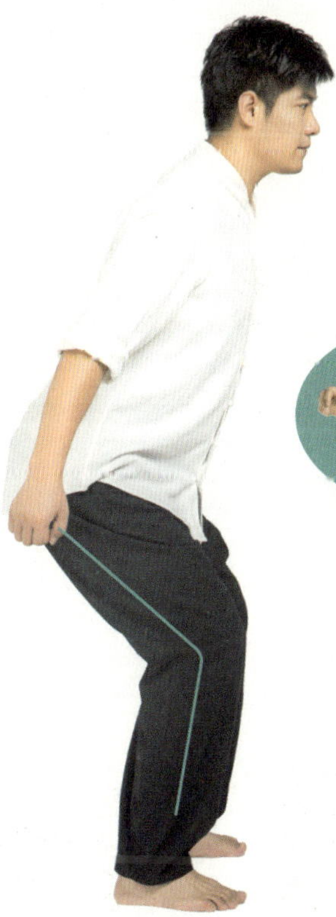

敲打热身（侧）

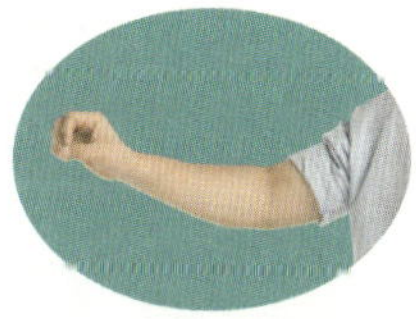

空拳局部图

迷罗精讲

空拳敲打

敲打过程中应手握空拳，而不是握紧为实拳。实拳敲打起来可能会过于疼痛，而空拳敲打时声响大，震动明显，痛感不明显，这样才有利于促进内在气血循环。

敲打部位

敲肌肉丰厚的位置，不要敲骨头和关节，敲打的频率为每秒1至2次。

二是大腿正前侧。这里是胃经的位置。

敲胃经

- 以单足站立的方式敲打，先把重心移至右脚，再将左腿弯曲抬起至大腿与地面平行。
- 保持好平衡之后，双手握空拳。
- 反复敲打左大腿前侧肌群1分钟左右。
- 换另一只腿按同样方法敲打。
- 敲打完后，身体会有轻松感或发热感，还会感觉到头脑清醒，活力复苏。

迷罗精讲

单腿站立中的平衡

平衡姿势中若想站得稳，一定要找准足下三个支撑点，其中足跟为一个点，前脚掌两侧各为一个点。它们形成一个三角形，能帮助我们建立起稳定的支撑，所以在抬起腿部保持平衡之前，一定要先确认我们起支撑作用的那只腿找准了这三个点，待重心分配均匀后再抬腿。

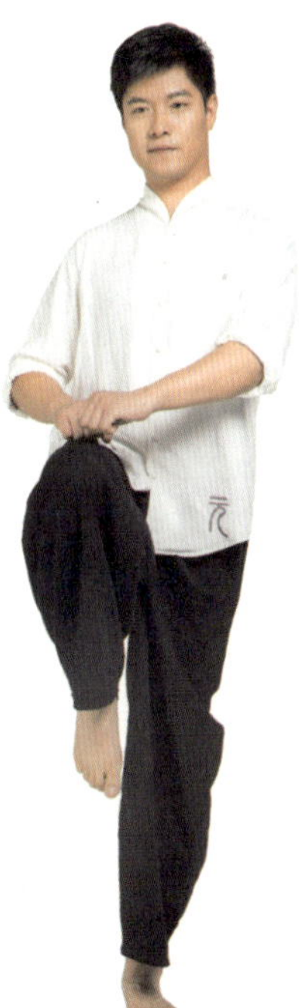

敲胃经（正）

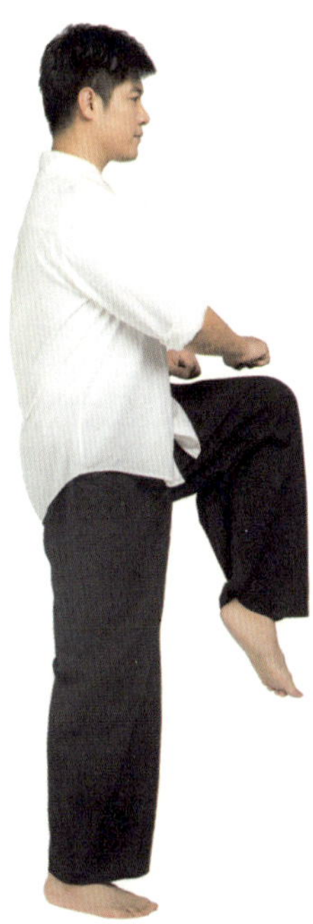

敲胃经（右侧）

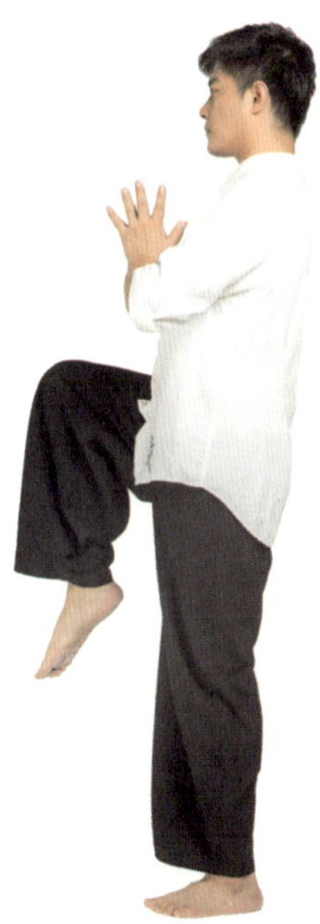

敲胃经（左侧）

晨课：敲打热身

站桩养元

10～15分钟

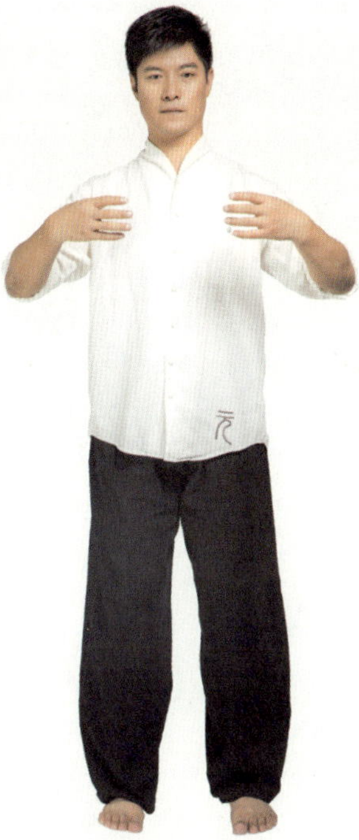

站桩（正）

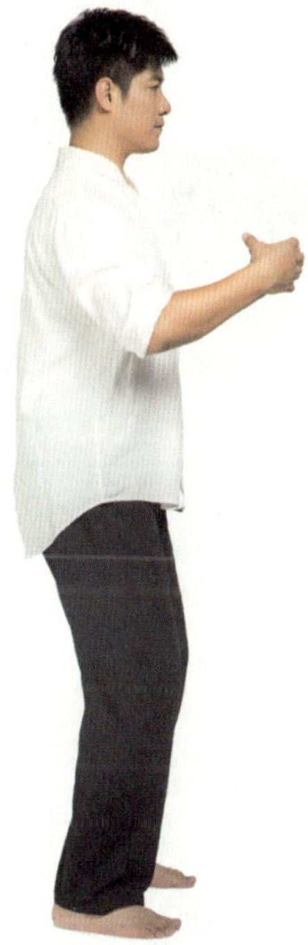

站桩（侧）

接下来，我们进入站桩的练习。

站桩，是中国古代内家功夫的训练方法。

通过练习站桩，可以很好地增强身体肌肉力量，培养身体的平衡力、耐力与协调力，而这些都是瑜伽练习的重要基础。

一般站桩的练习需要10～15分钟。站桩也是快速进入瑜伽状态的一个好方法，它能使我们安静下来，并提升专注力。

站桩结合瑜伽练习是元瑜伽所独创的练习方法，《易筋经》有云，唯内壮方可外强，而站桩就是传统训练方法中最经典的内壮法之一。站桩时，双腿微屈稳固如山，强化腿部之足三阴经、足三阳经；双手环抱似水环流，强化手臂之手三阳经、手三阴经。内用养元之丹田呼吸法，可起到强壮身体、锻炼经脉、培补元气的效果。

站桩的动作要领

- 双脚打开与肩同宽。
- 微屈膝，以膝不过足尖为度。
- 小腹轻微内收，同时尾骨向内，不要翘臀。
- 双手环抱于胸前，沉肩坠肘，让掌心对齐肩前侧的云门穴（云门穴：锁骨外侧尽头处下方的凹陷）。
- 下颚微收，牙齿相扣，舌抵上颚。
- 双目微闭。
- 保持腹式呼吸10～15分钟。

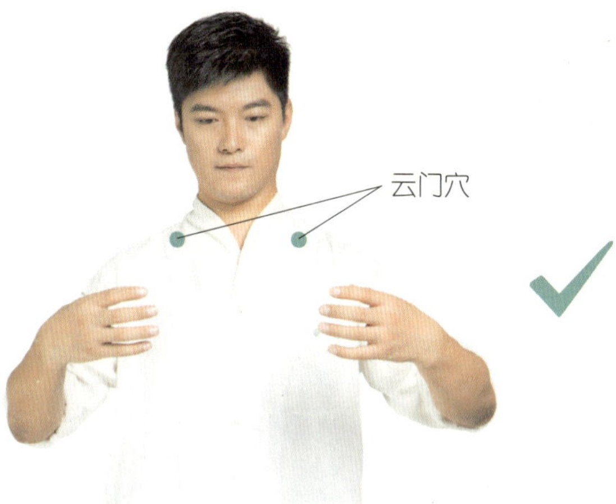

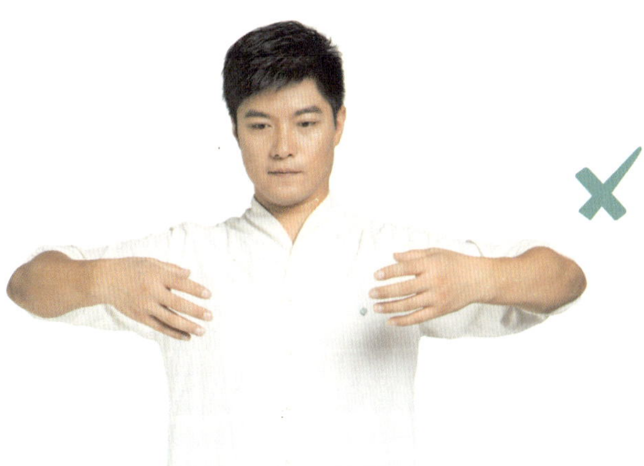

站桩须知

1.下盘稳定（双腿）

双脚开立时找准足下三点的支撑，重心不要偏移。很多人在站桩时容易习惯性地前倾或后倾，这代表重心靠前或靠后，没有做到重心的均匀分配。

2.立身中正

在站桩过程中，身体始终以脊椎为中线，垂直于地面，检查两耳、两肩、两髋和两踝是否分别都在同一条直线上。

3.松腰敛臀

站桩过程中，腰腹要松沉，尾骨轻微内卷，以使臀部向内收敛，感觉腰后的曲度有向后顶出之意，注意避免翘臀 。

4.沉肩坠肘

站桩时切记不要耸肩，让肩关节放松下沉，从视觉上让肩部远离耳垂，肘关节不要外翻，要有向下垂之意，这样可以使手臂更加的灵活不僵紧。

5. 虚领顶劲

站桩时不要向前探头或低头，而是让头向上顶，颈部向后拉伸去靠贴后侧衣领，同时下颚微收 。

6.舌抵上颚

站桩过程中，注意全程始终牙齿轻扣，舌尖向上卷起轻抵上颚。若有唾液产生较多时，可分三小口徐徐下咽。

晨课：站桩中的动作要领

预热环节

元瑜伽热身可分成3个环节，分别是预热、热身、加强热身环节。这样有层次地进行，能使热身效果达到最大化。

预热环节是热身的开始，瑜伽的练习十分重视热身，因为韧带和肌肉有黏滞性，将热身做充分，有利于身体更好地打开，并且能防止肌肉拉伤。

山式

山式是所有站立体式的起始体式，是所有站立体式的基础。

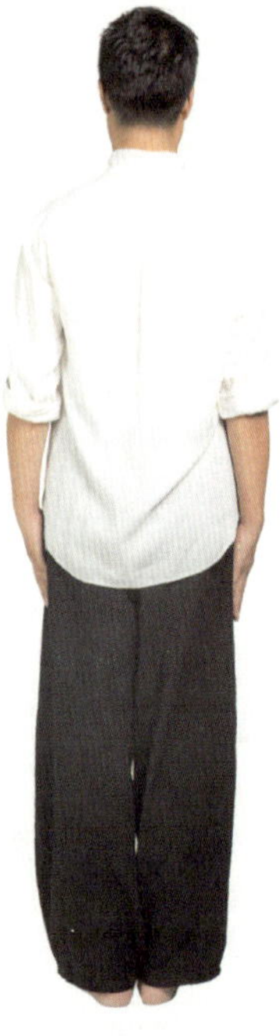

山式（背）

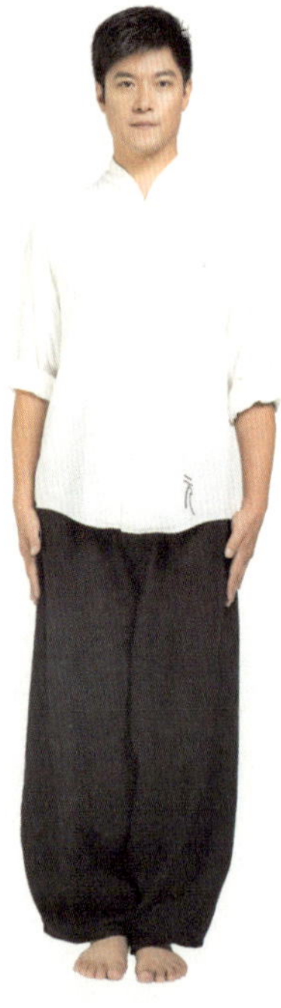

山式（正）

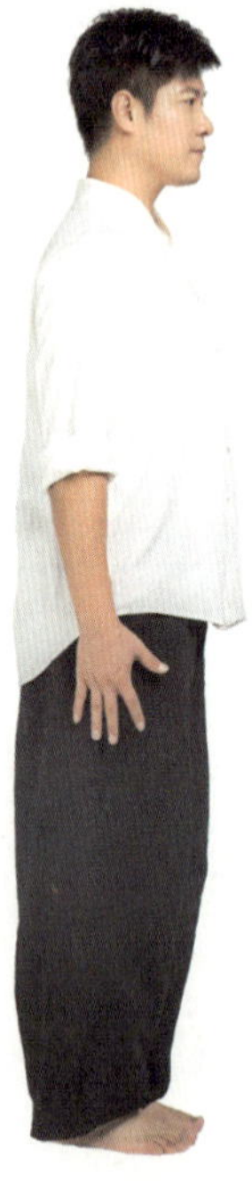

山式（侧）

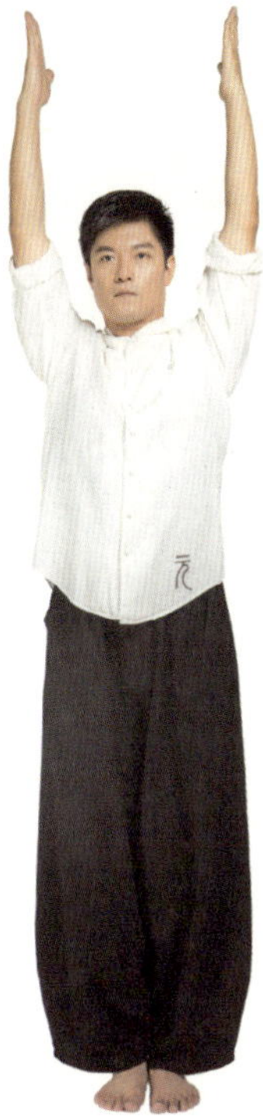

山式（1）

（1）吸气，双手向上伸展，举过头顶，掌心向内。

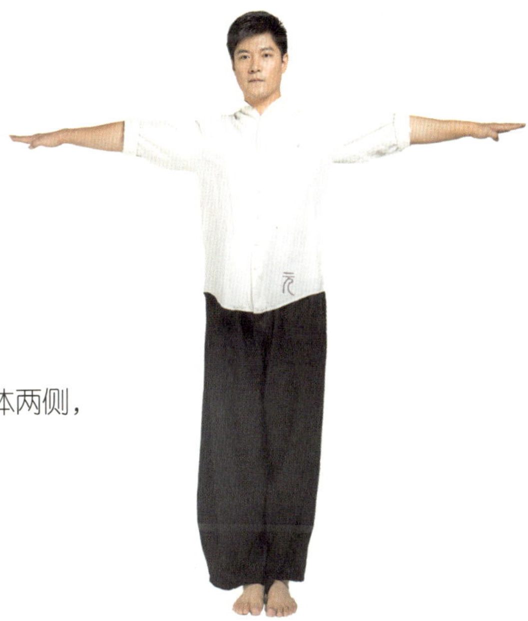

山式（2）

（2）呼气，两手下压至身体两侧，手与肩平。

（3）重心放于右脚，屈曲左腿并抬起，至大腿根部与地面平行，双手合十于胸前。

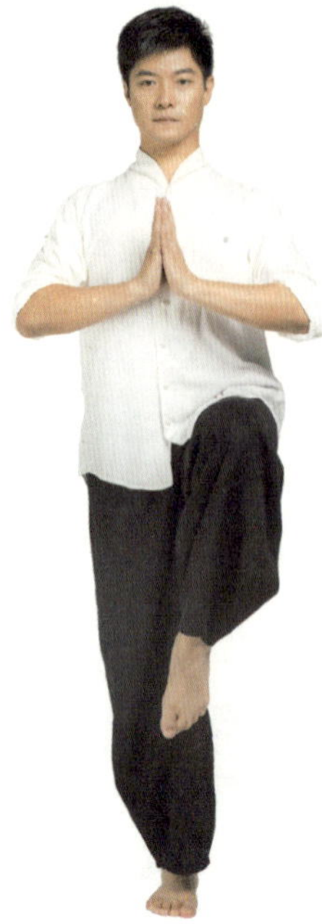

山式（3）

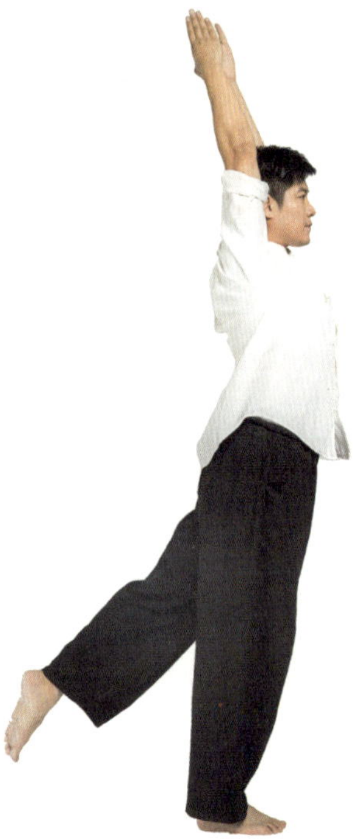

山式（4）

（4）吸气，双臂向上伸展；呼气，左腿向体后侧伸展，足尖指向地面，不要外展。保持3～5次呼吸，然后左腿收回，双脚并拢，双手下压平展于两侧，换另一侧重复以上动作。

（5）双手落下，叉腰。吸气，将足跟抬起。

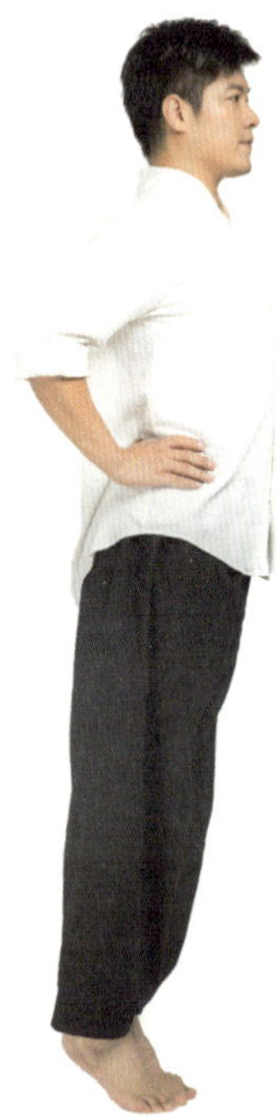

山式（5）

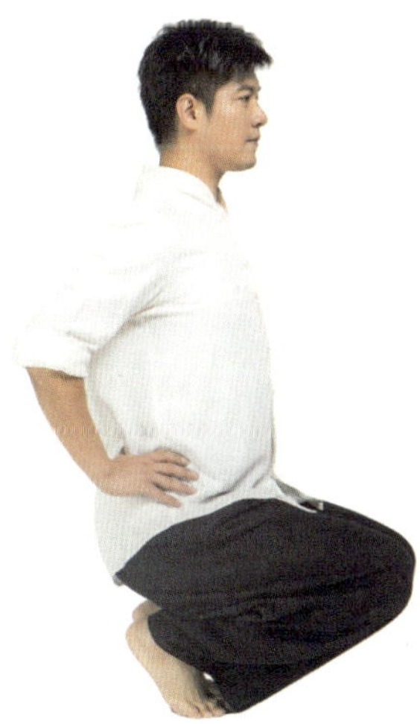

山式（6）

（6）呼气，两腿缓慢弯曲下蹲至臀部蹲坐于足跟上。保持3～5次呼吸。

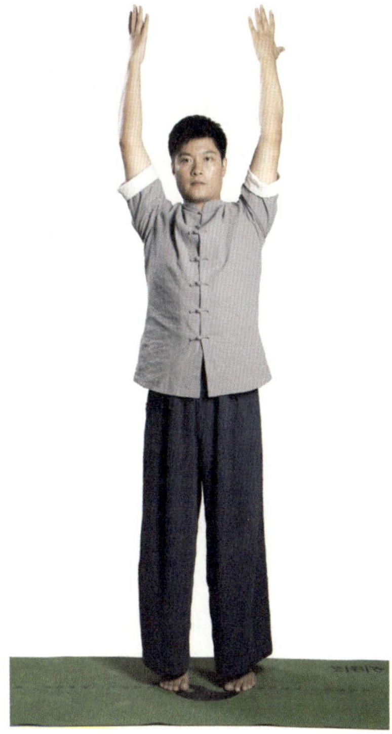

山式（7）

（7）吸气，两手向上伸展向天空，缓慢起身。腿伸直，足跟下踩，呼气，两手下落，回到山式起始体式。

晨课：预热环节

热身环节

通过预热环节相对简单的伸展动作，可起到轻微热身的效果，接下来可以进入到正式热身环节，也就是传统瑜伽中最经典的热身组合——向太阳致敬式（也称“拜日式”）。一般这个环节可依照自身状况反复练习1～3遍，以体感发热为标准。

山式

- 双腿并拢直立，脚外侧互相平行，脚趾张开立于地面。
- 双手自然下垂，放松身体。
- 小腹轻微内收，双肩自然下沉，下颚微收。
- 眼睛平视前方。

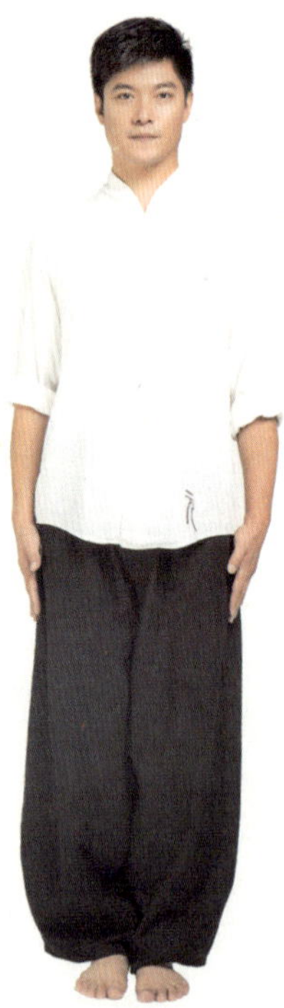

山式（正）

摩天式

- 在山式的基础上双臂上举即为摩天式。
- 吸气，双腿伸直，双手向上伸展，举过头顶，掌心向内。
- 收腹，卷尾骨。

迷罗精讲

常见错误

双臂上举的同时肩膀也过于上提导致耸肩，耸肩会形成身体局部的紧张或头晕。

对策

找到与双臂上举相反的下沉之力，在指尖向上伸展的同时，双肩胛骨后展下沉让肩膀远离耳垂。

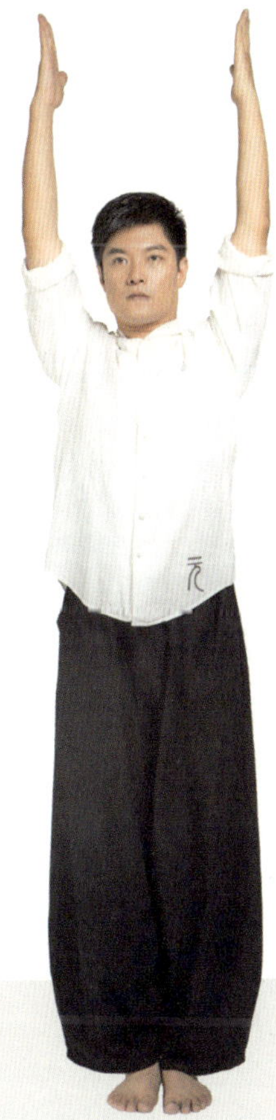

摩天式（正）

幻椅式

- 在摩天式的基础上，微屈双腿便是幻椅式。
- 呼气，微屈双腿，注意卷尾骨，不要翘臀。
- 背部伸展伸直。
- 膝关节不超过脚尖。
- 重心均匀分布于脚掌，不要让重心过于向后或向前。
- 保持3～5次呼吸。

迷罗精讲

常见错误

①膝关节过于弯曲超过脚尖，会导致膝关节受力增大，形成酸痛。因此，屈腿时膝关节不要超过脚尖。

②做幻椅式时容易失去重心。

对策

练习时，始终掌握足下三点压力的均匀分配。

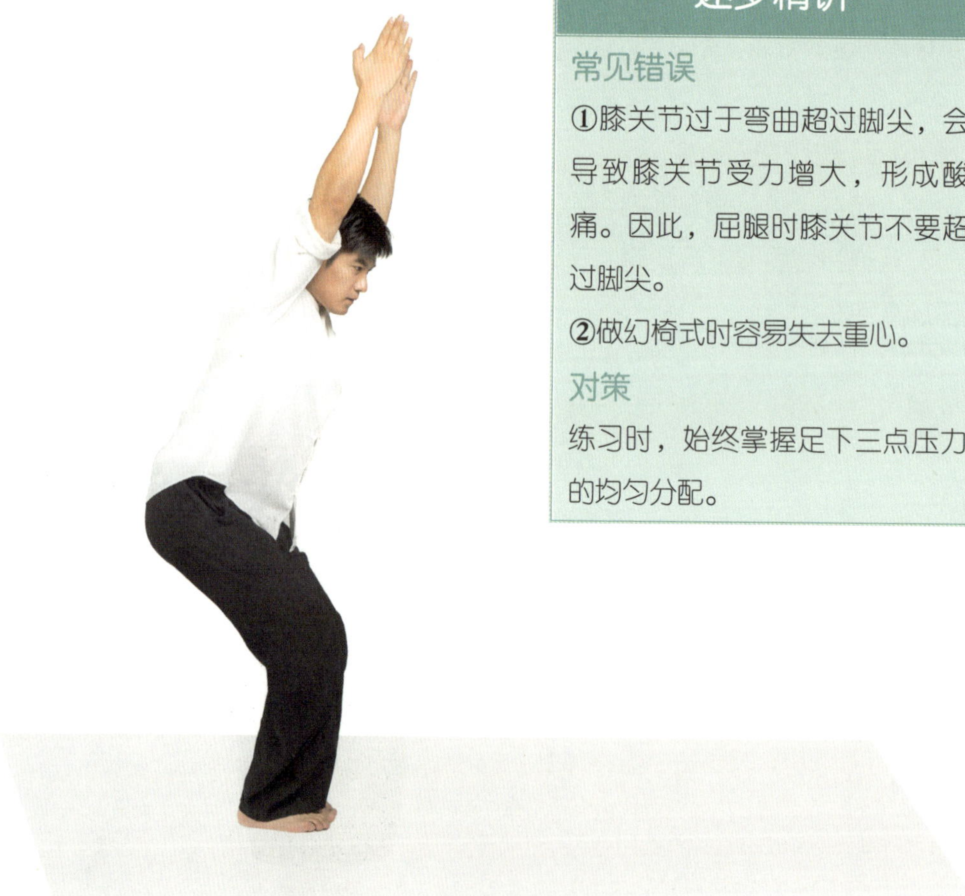

幻椅式（侧）

前屈式

- 吸气，双腿伸直；呼气，俯身前屈。
- 注意收小腹，以骨盆带动脊椎。
- 不要拱背。
- 眼睛注视脚尖前侧的地面。
- 保持3～5次呼吸。

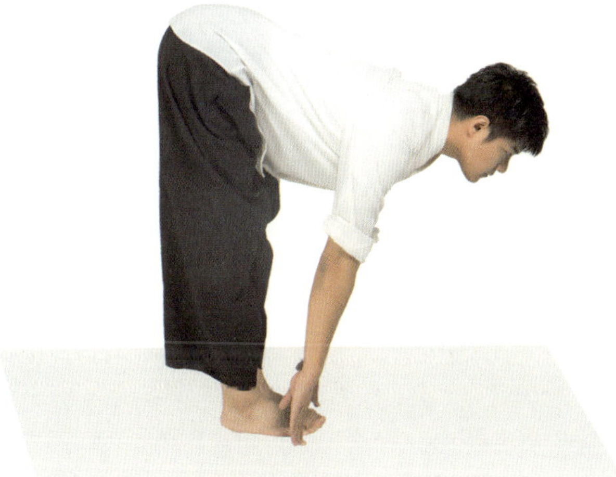

前屈式（吸）

迷罗精讲

常见错误

因腿后侧习惯性紧张，使背部拱起，让手可以碰到地面。

对策

①保证脊柱的平直。

②腿后侧过于紧张可将腿部适度弯曲，或者在手下垫瑜伽砖作为辅助支撑。

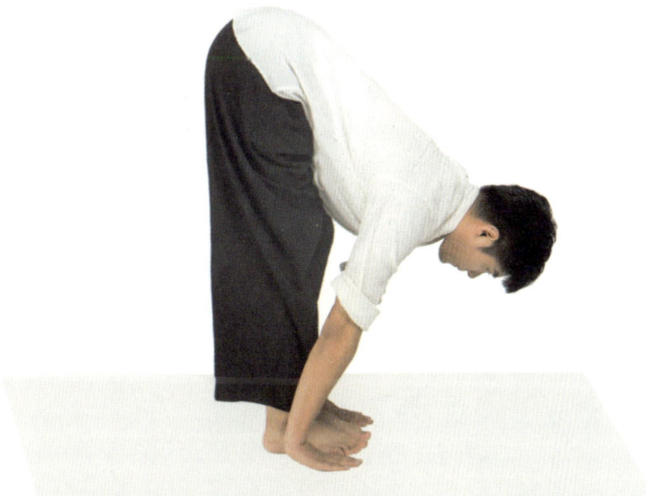

前屈式（呼）

平板式

- 在前屈式的基础上微屈双腿，先左后右依次撤脚，双脚打开与肩同宽，换到平板式。平板式，顾名思义，即身体保持一个平板的形状。这里有3个内收：第一，收下颚，不要过于仰头，眼睛注视手指前侧地面；第二，收小腹，腰背不松垮；第三，收会阴，保持臀部和大腿肌群内收，足跟向后发力，头顶向前发力。保持3～5次呼吸。
- 身体与双腿尽量保持在一条直线上，使背部与双腿好像一个平直的板子。

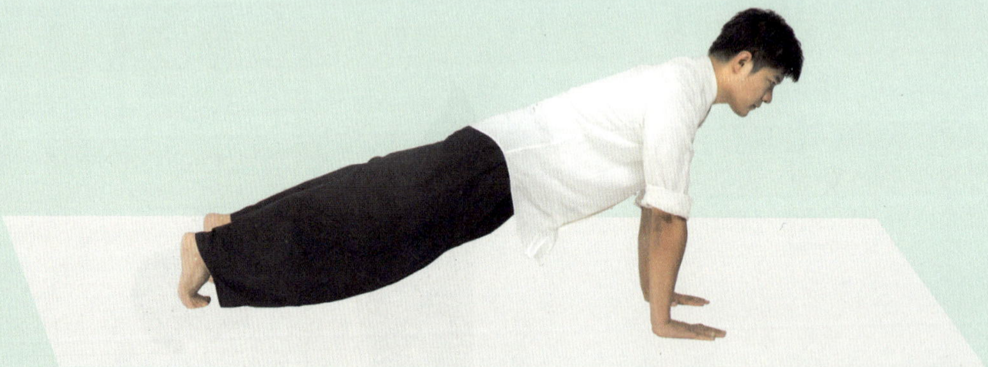

平板式（侧）

下犬式

- 呼气时，腰腹内收，骨盆向上提起，使身体呈现一个三角形，在这里的发力是核心向上的。包括腹部、盆底和大腿在内的肌群，都保持内收的状态，使身体与地面形成一个稳固的充满活力的三角形。
- 这个体式也属于倒置体式的一种，有利于气血回流到头部。

迷罗精讲

常见错误

在平板式或下犬式这类涉及手臂支撑的动作中，很多初学者前期会出现手腕疼痛，多是因为手掌受力不均匀，过于把力量集中在掌根上了。

对策

五指分开，掌根与五指指根同时发力，以维持手腕的平衡与稳定。

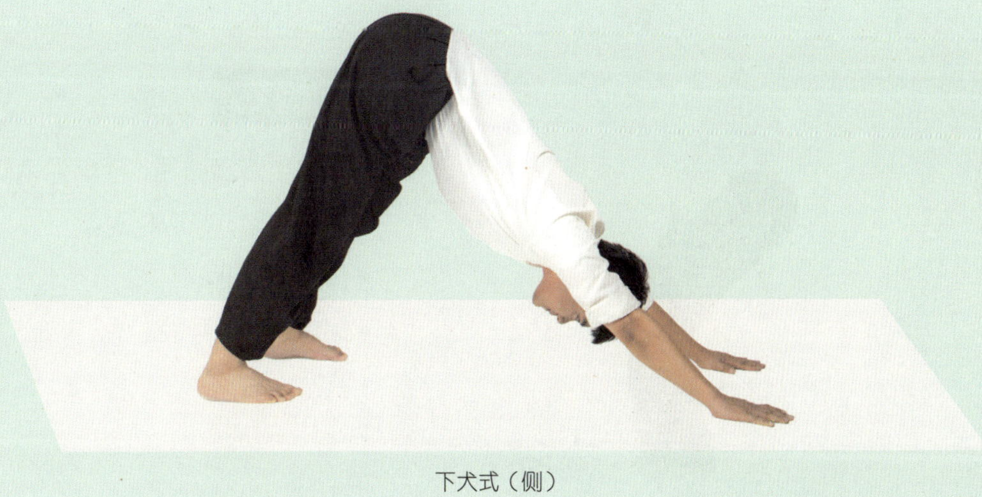

下犬式（侧）

前屈式

- 双脚依次回到双手中间，吸气时，双手指尖支撑于地面；呼气时，背部伸直，眼睛注视前侧的地面。
- 保持3～5次呼吸。

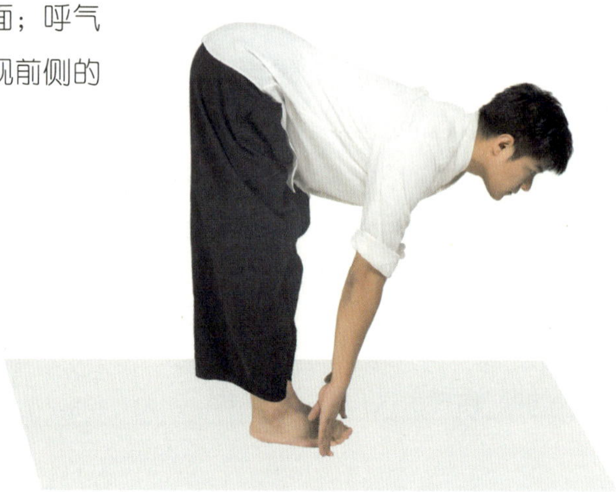

前屈式（侧）

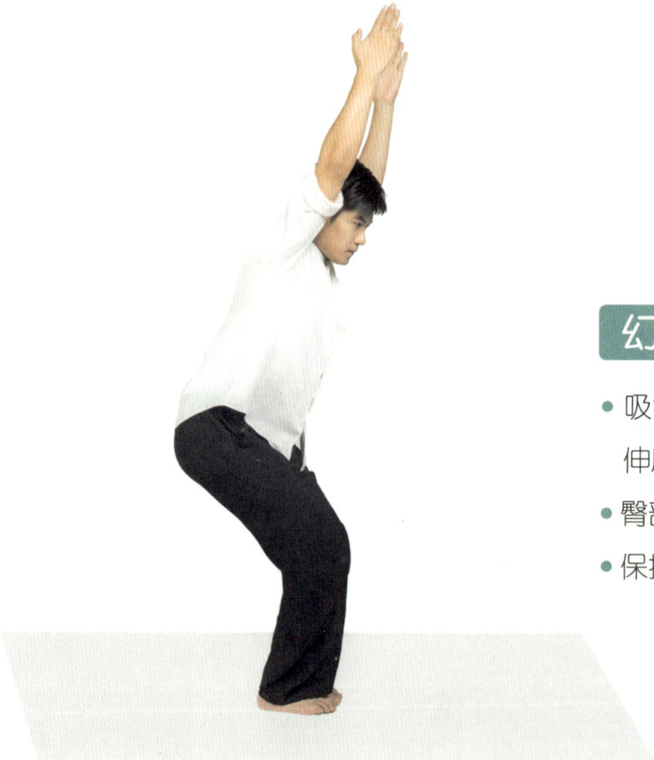

幻椅式（侧）

幻椅式

- 吸气，双腿微屈，手臂沿两侧伸展向上，掌心相对。
- 臀部向后坐。
- 保持3～5次呼吸。

摩天式

- 在幻椅式的基础上吸气，双腿伸直。
- 收腹，卷尾骨。

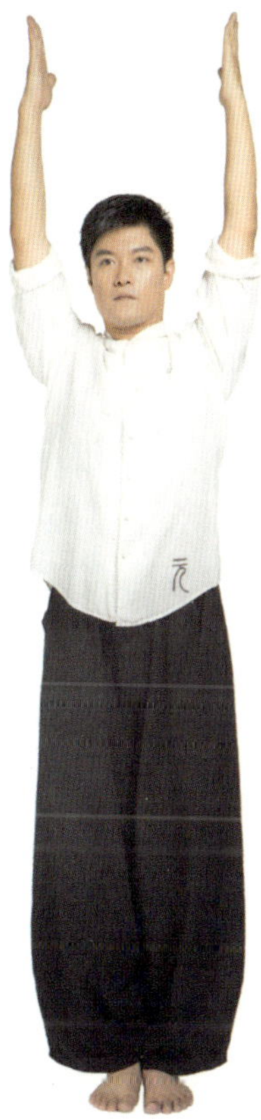

摩天式

山式

- 吸气，双手落下，回到山式站立。

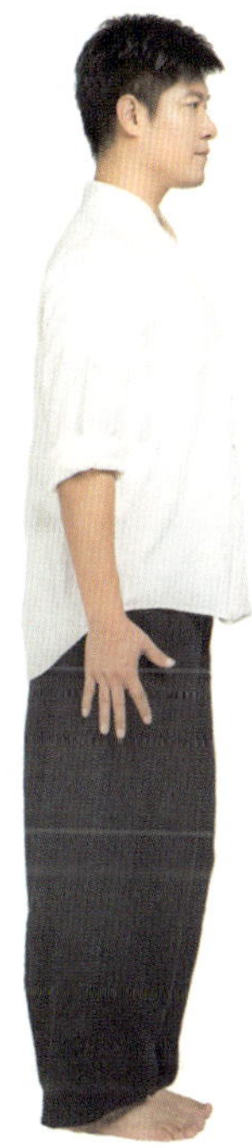

山式（侧）

晨课：热身环节

强化热身

每侧 14 步，先左后右

经过前面的热身环节，身体已经发热，接下来可以增加热身的强度，达到发热、微汗的状态，以实现最佳的热身效果。这里需要练习的是强化版的向太阳致敬式。

山式

- 以山式站姿站立，调匀呼吸。

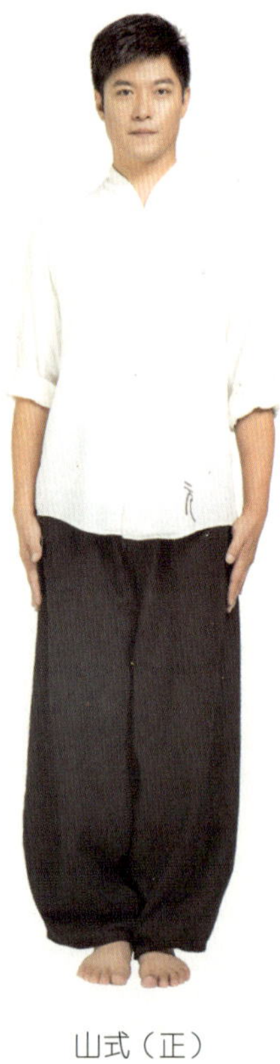

山式（正）

摩天式

- 在山式的基础上，吸气，将双手经体侧伸展向天空，两掌心向内。
- 呼气，两肩后展下沉。

幻椅式

- 接摩天式，呼气时，微屈双膝。
- 注意卷尾骨、收小腹。
- 膝关节不超过脚尖。
- 脚趾抬起、打开，保持足底重心均匀分配。
- 保持3～5次呼吸。

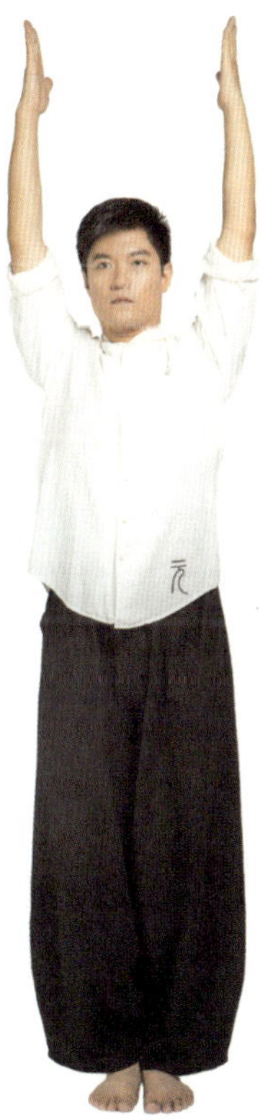

摩天式（正）

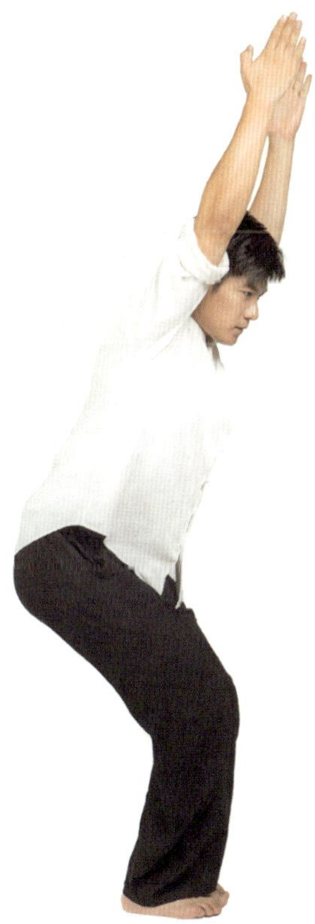

幻椅式（侧）

前屈式

- 接幻椅式，吸气起身回到摩天式。
- 呼气俯身向下，双手经两侧下落，于双脚两侧触地。
- 再次吸气抬头，背伸展，然后呼气身体下压，掌根向着地面的方向下压，保持3～5次呼吸。注意尽量保证脊椎伸展成一条直线，不要拱背，腿后侧过于紧张的话可以微屈双腿，不要过度拉伸。

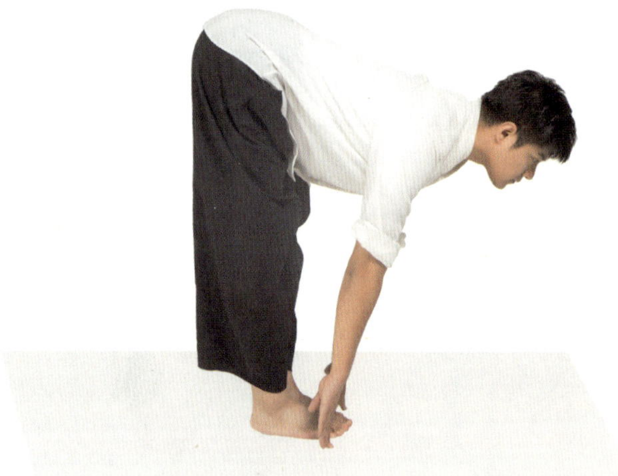

前屈式（呼气）

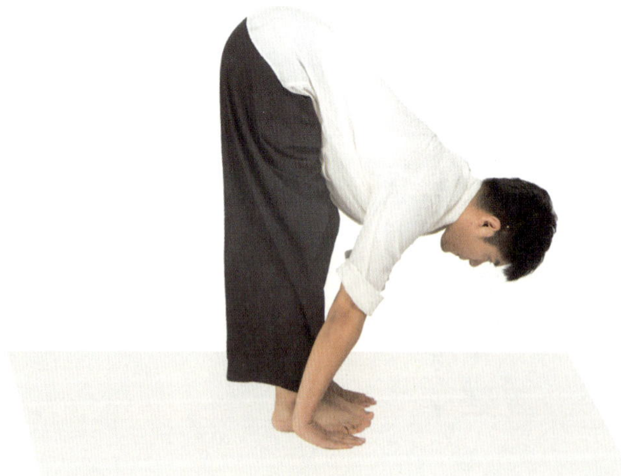

前屈式（吸气）

平板式

- 接前屈式，双手压实地面，双腿弯曲，先左后右依次撤脚。

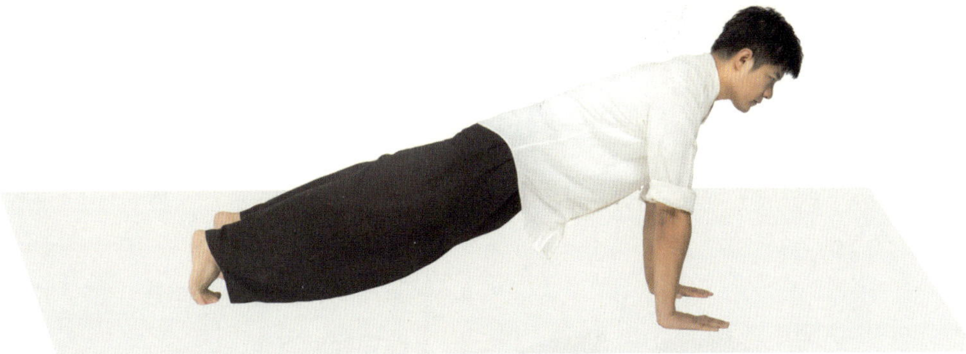

平板式（侧）

下犬式

- 接平板式，尾骨上提，小腹内收，将髋部向上送起，来到下犬式。依然保持3个内收，眼睛看向脚趾方向，双手五指分开，压实地面。
- 如果腿后侧过于紧张的话，可将足跟抬起，保持大腿肌肉内收、上提。如果感觉到还轻松的话，可将足跟踩实于地面，脚趾抬起。双脚内侧保持平行。保持3～5次呼吸。

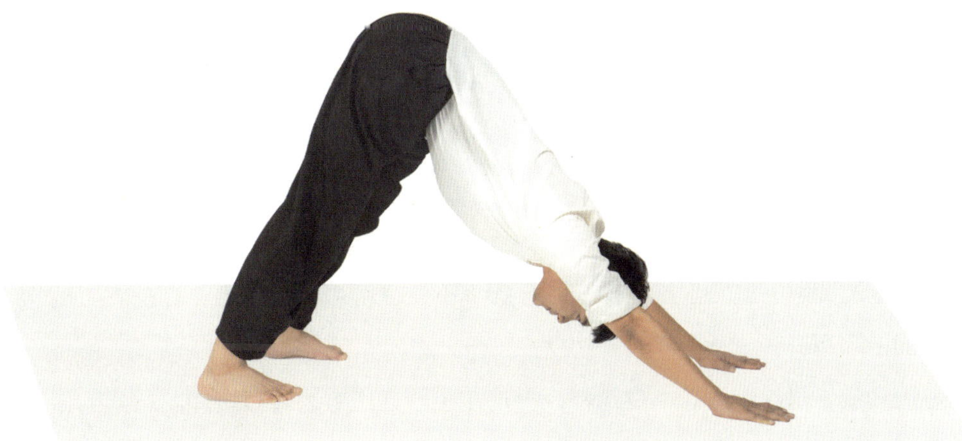

下犬式（侧）

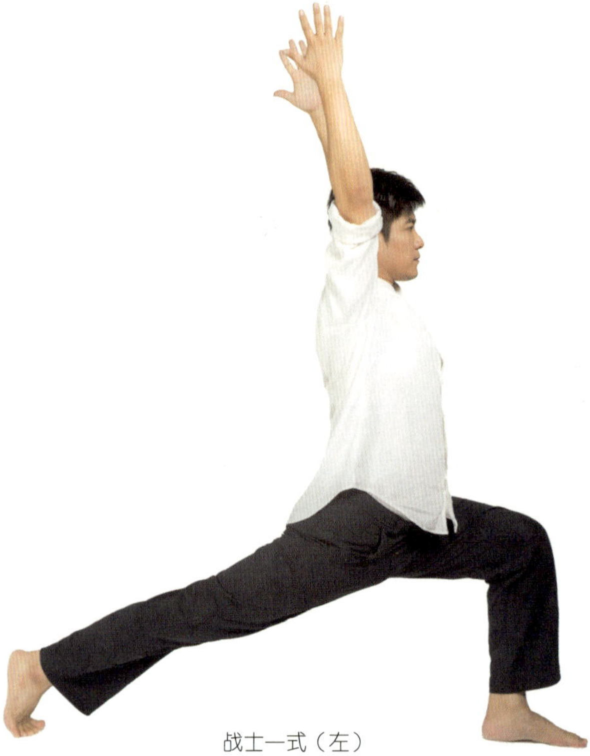

战士一式（左）

战士一式（左）

- 接下犬式，抬头，注视双手之间。弯曲左腿向上提起，将左脚向前跨出，立于双手之间，可让左脚尽可能地靠近左手。
- 后面的右脚前脚掌蹬住地面。
- 掌握好重心后，吸气起身，双手经两侧伸展向上。
- 呼气时，收腹，卷尾骨。
- 髋部轻微下沉。
- 保持5～10次呼吸。每一次呼气时，尝试髋关节轻微下沉。
- 将骨盆摆正向正前侧，并对准前侧的膝关节与脚尖，防止展髋。

迷罗精讲

常见错误

战士一式是元瑜伽中非常有代表性的体式，兼具力量、平衡与柔韧三个方面的锻炼效果，初学者容易在练习中出现身体晃动、摇摆不定，或因细节要领掌握不到位导致关节或腰部疼痛。

对策

骨正方可筋柔，注意以下细节：

①向前跨的腿弯曲度为直角，膝关节在脚踝的正上方且膝盖与第二脚趾对应指向身体的正前方。

②尾骨内卷，骨盆中正。不要翘臀，否则腰部压力过大易导致腰痛。后伸的腿充分伸展，保持蹬的力量。只有下肢稳定，才能做到放松。

平板式

• 接战士一式（左），呼气时双手经两侧俯身下落，扶住地面，撤左脚又回到平板式。

• 保持3～5次呼吸。

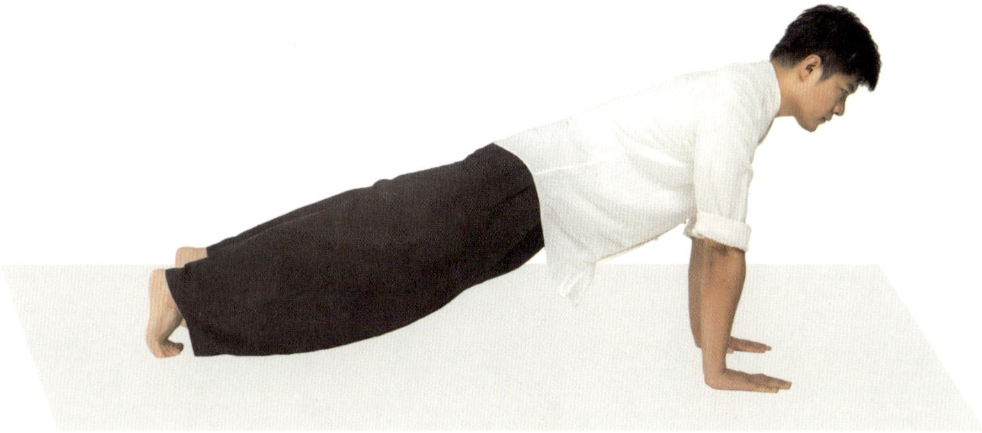

平板式（侧）

下犬式

• 接平板式，再次呼气时来到下犬式，练习标准同前，保持3～5次呼吸。

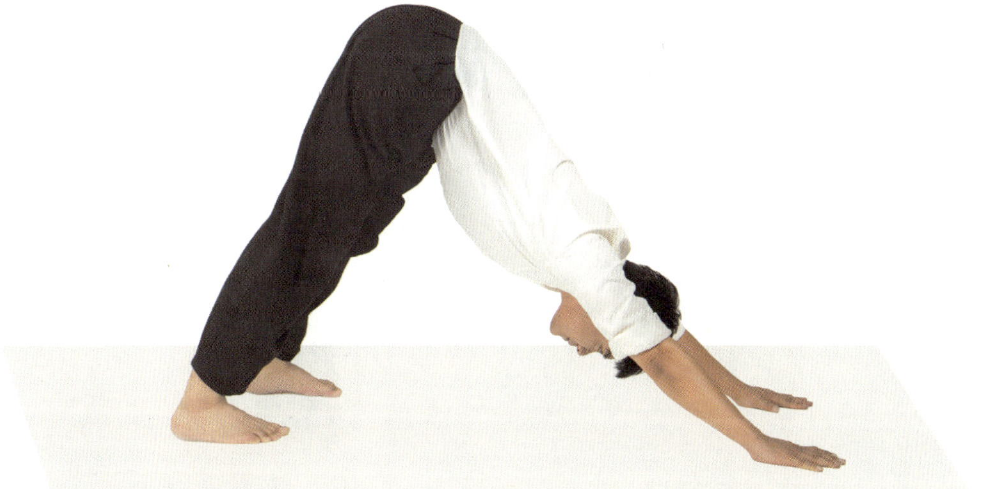

下犬式（侧）

战士一式（右）

- 接下犬式，抬头，注视双手之间。弯曲右腿向上提起，将右脚向前跨出，立于双手之间，可让右脚尽可能地靠近右手。
- 后面的左脚前脚掌蹬住地面。
- 掌握好重心以后，吸气起身，双手经两侧伸展向上。
- 呼气时，收腹，卷尾骨。
- 髋部轻微下沉。
- 保持5～10次呼吸。每一次呼气时，尝试髋关节轻微下沉。
- 将骨盆摆正向正前侧，并对准前侧的膝关节与脚尖，防止展髋。

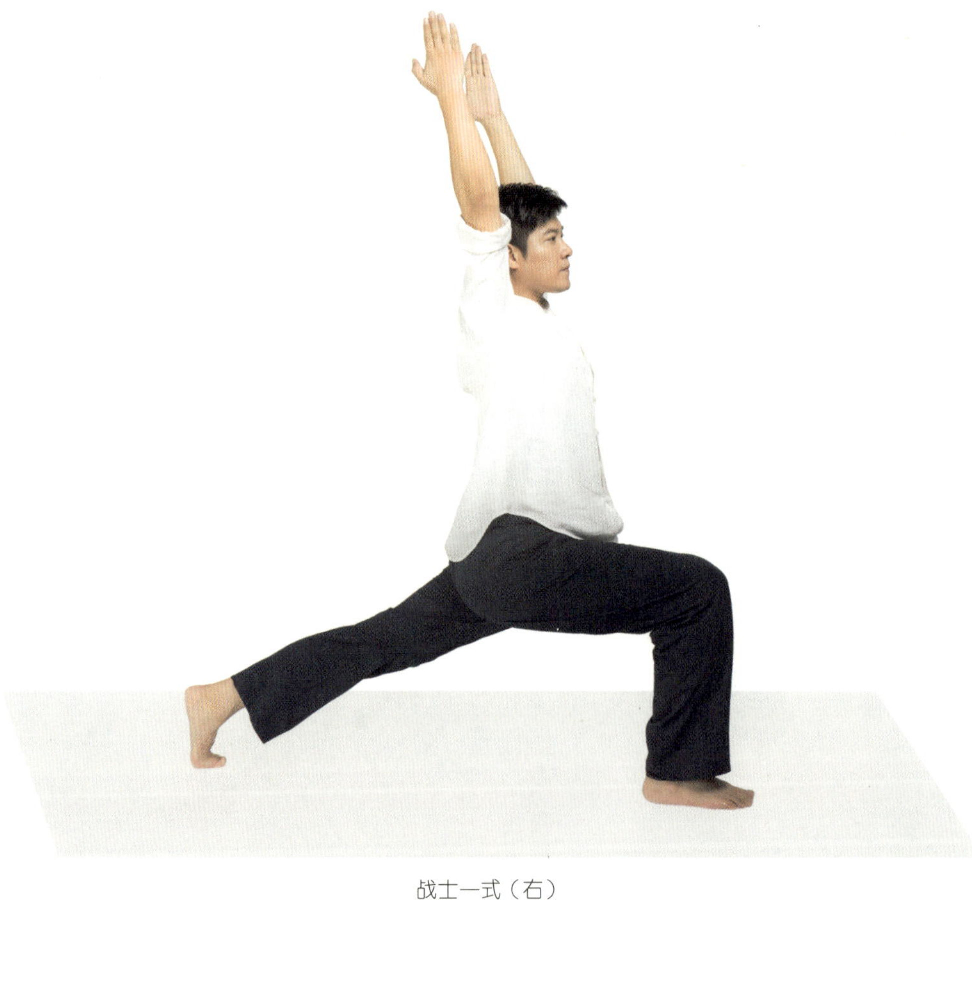

战士一式（右）

婴儿式

- 接战士一式（右），俯身下落，双手扶地，撤右脚向后，成平板式；将膝盖落地，足背放平于地面，臀部后坐于足跟，额头贴向地面，双手前伸。保持5～10次呼吸。

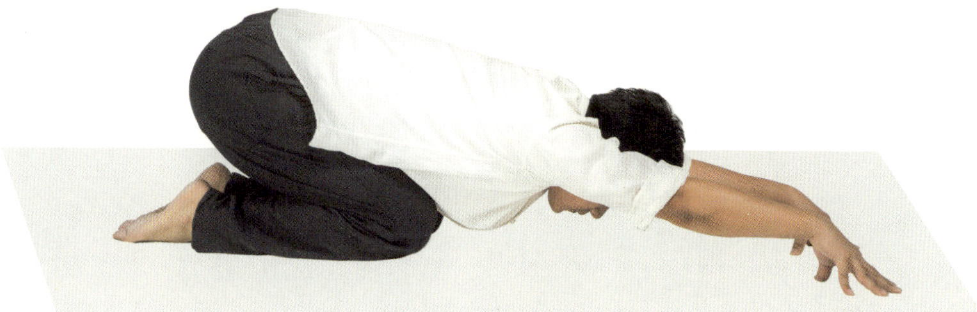

婴儿式（手指点地）

- 双手握拳，上下交叠放于地面，额头贴靠于上拳。

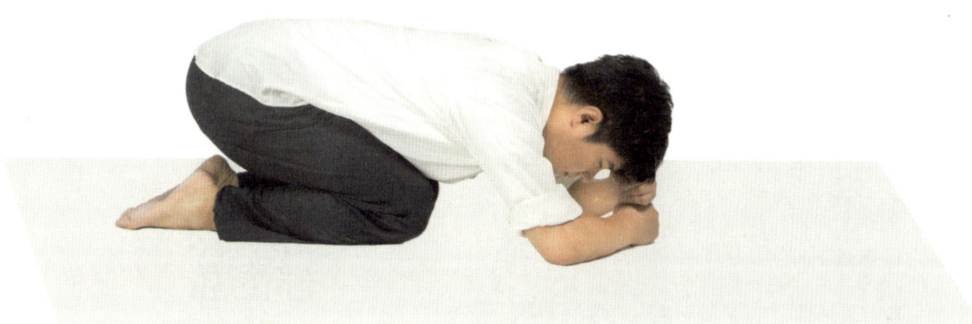

婴儿式（握拳）

金刚坐

- 接婴儿式，吸气，慢慢地抬起身体。
- 跪坐于足跟，保持脊椎竖直。
- 双手自然放于双腿上。
- 闭目调息半分钟。

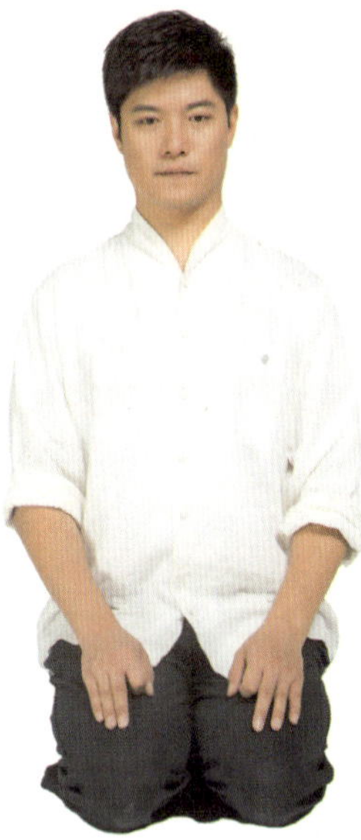

金刚坐（正）

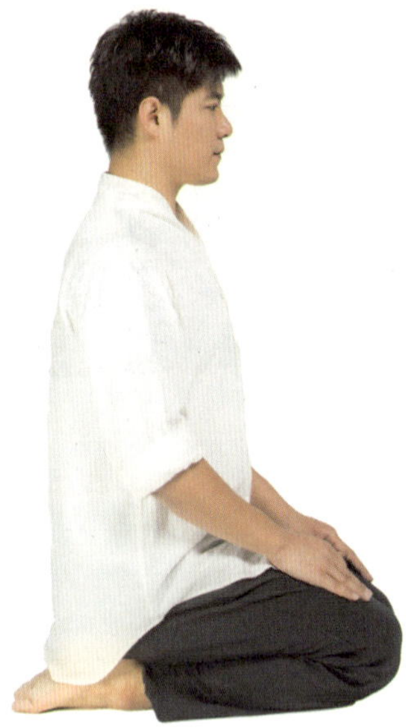

金刚坐（侧）

迷罗精讲

金刚坐是元瑜伽中一种重要的坐姿，也是莲花坐的基础，同时也是盘坐的一种替代姿势。它有利于打开脚踝，有很好的消除疲劳或腹胀感的作用。初学者在练习时，如果出现臀部无法坐于足跟的情况，可以将毛巾卷起夹在大腿窝内侧，或在臀部下方垫一块瑜伽砖。

晨课：强化热身

体式环节

- 如果当下正处于春季，请按照“春季养肝三式”进行练习。这3个体式分别为门闩式、逍遥式和坐角式，详见P22～30。

- 如果当下正处于夏季，请按照“夏季修心三式”进行练习。这3个体式分别为舒心式、牛面式和鸟王式，详见P31～37。

- 如果当下正处于秋季，请按照“秋季养肺三式”进行练习。这3个体式分别为平板式、侧平板式和反转板式，详见P38～42。

- 如果当下正处于冬季，请按照“冬季养肾三式”进行练习。这3个体式分别为蝴蝶式、束角式和简易蝗虫式，详见P43～46。

休息环节

（10 分钟）

仰卧式

- 接前面简易蝗虫式，身体仰卧于垫子上，手臂平展于两侧地面，掌心向上。
- 内收下颚，放松身体。

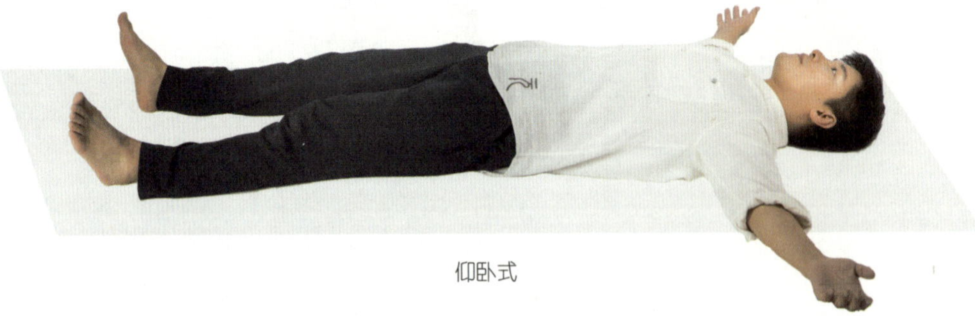

仰卧式

左侧卧扭转式

（1）接仰卧式，将双腿并拢，屈膝向上抬起，配合呼气将双腿慢慢放落于左侧地面。

（2）尽可能地让两肩贴合地面，将左手轻压于右侧膝关节上方，眼睛注视天花板，保持5～10次呼吸。

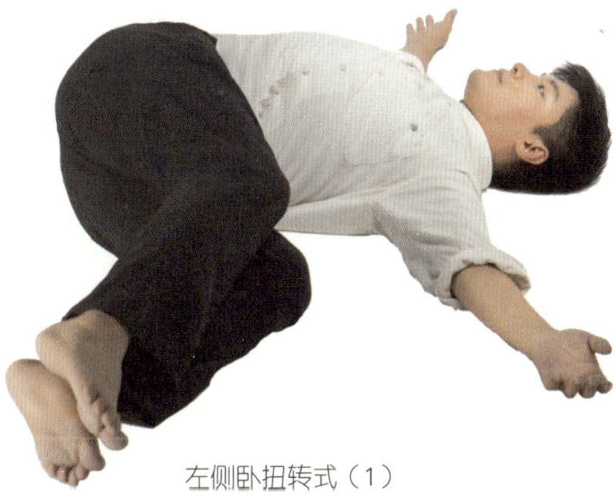

左侧卧扭转式（1）

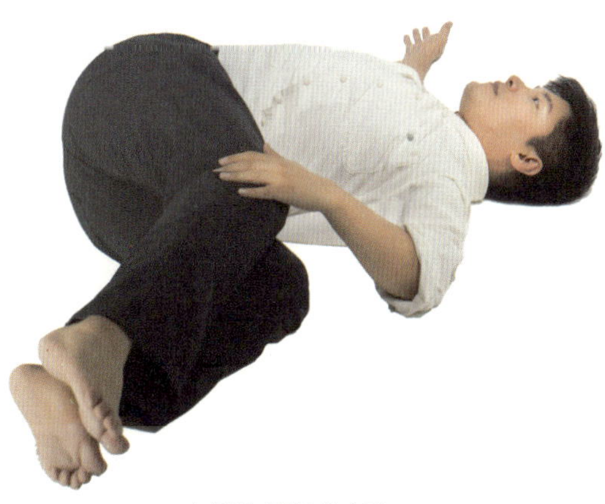

左侧卧扭转式（2）

右侧卧扭转式

（1）接左侧卧扭转式，将双腿抬起，慢慢放落于右侧地面。

（2）尽可能地让两肩贴合地面，将右手轻压于左侧膝关节上方，眼睛注视天花板，保持5～10次呼吸。

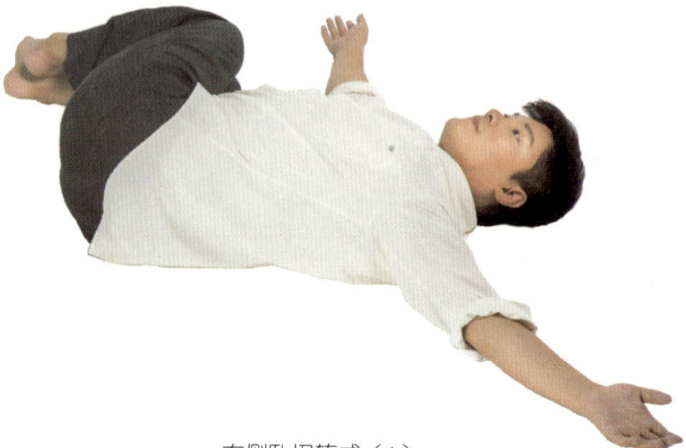

右侧卧扭转式（1）

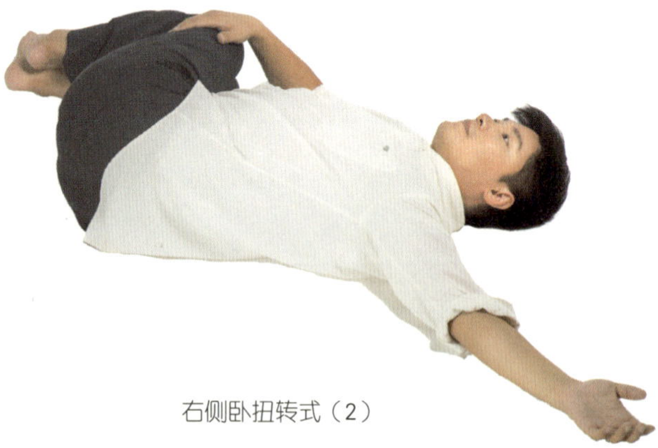

右侧卧扭转式（2）

仰卧揉腹式

- 接右侧卧扭转式，将双腿抬起，双脚落地，腿伸直躺平于地面上；两脚分开，与肩同宽，双手交叠于肚脐处，先逆时针揉腹9～36圈，再顺时针揉腹9～36圈。注意保持身体及腹部的放松，揉腹力度以轻柔缓和为主。

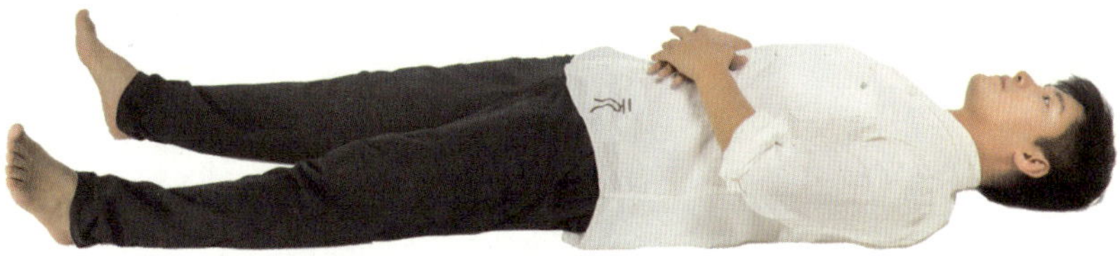

仰卧揉腹式

养元卧

- 接仰卧揉腹式，将双手与腹部稍微分开，两中指指尖相对，轻搭在肚脐的位置，手掌放落于肚脐两侧；将两肩平贴于地面，周身放松，保持腹式呼吸；闭目，使舌抵上颚，进入休息状态，保持5～10分钟后即可起身。

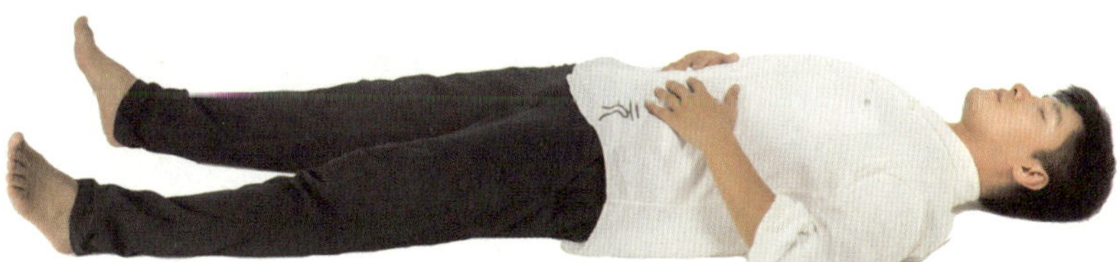

养元卧

晨课：休息环节

元瑜伽晚课

在古代，古人将一天划分为12个时辰，元瑜伽以酉时（17:00—19:00）为分界线，17:00以前都可以按照早课偏动态的模式练习，以利于活力激发、气血通顺，达到很好的锻炼效果；17:00以后就要进入晚课静态模式的练习，这有助于缓解一天的疲劳，减压静虑，放松身心。

那么，接下来，我们将进入元瑜伽晚课的学习。在开始晚课的练习之前，我们需要先掌握养元的呼吸模式和元瑜伽练习的3个根本方法。

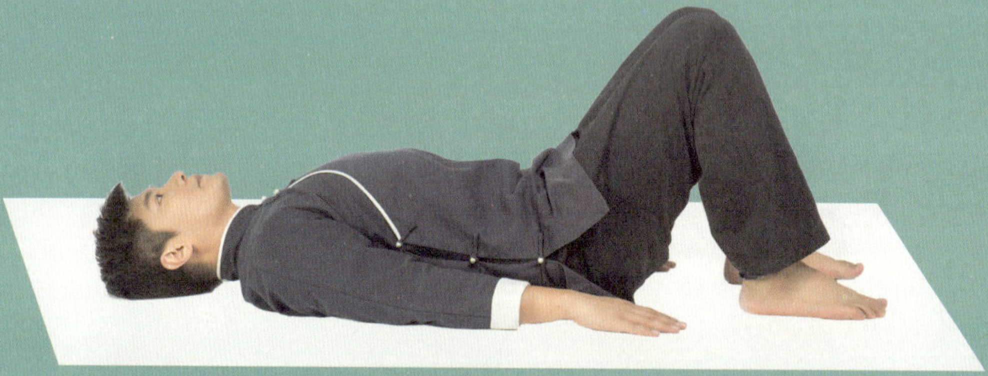

养元的呼吸模式

腹式呼吸

我们通常有两种呼吸模式。

一种是我们平时正常的呼吸模式——胸式呼吸。它的呼吸方式简单来说是吸气时，胸腔扩张；呼气时，胸腔收缩。这种呼吸模式从生理上来说和肺的功能相关，它是所有成人本能就会的一种呼吸模式。

另一种是我们在成长过程中逐渐遗忘的呼吸模式——腹式呼吸。当我们还是个小婴儿的时候，最擅长这种呼吸。但是随着成长和肺功能的完善，我们逐渐转到胸式呼吸。如今，腹式呼吸则更多地被应用于瑜伽、导引术、太极拳等养生锻炼之中。

在元瑜伽的练习中，这两种呼吸模式的分配是以动静来划分的。

一般在动态的体式练习中多使用胸式呼吸，在静态的体式练习如站桩、禅坐、休息时多使用腹式呼吸。腹式呼吸更符合静养的需求，从而实现以气养气的目的。

接下来，让我们进入腹式呼吸的练习吧。

让我们先停下手头的工作，平躺下来，让身体充分放松。将双手搭在小腹的位置，感受腹部随着呼吸而起伏。

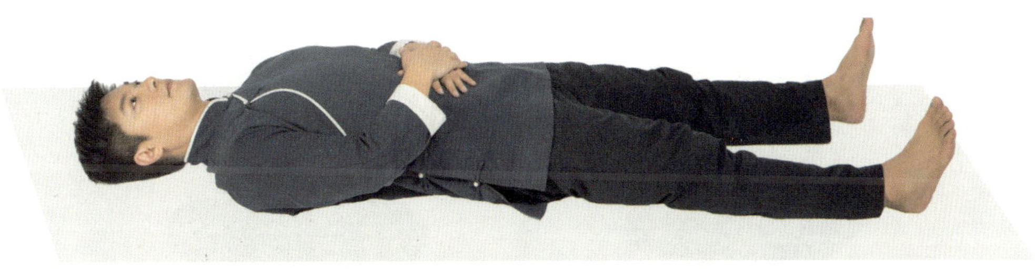

腹式呼吸

当我们吸气时，小腹向外微微扩张，体会双手被托起的感觉；呼气时，小腹内收，体会双手下沉的感觉。

这就是千百年来在养生上应用较为广泛的腹式呼吸。

记住，从现在起，我们晚课的整个过程，都在应用这个呼吸模式。这样坚持一段时间下来，我们将收获意想不到的高质量的休养效果。

调身

腹式呼吸我们已经掌握了，接下来让我们进入禅坐。

瑜伽的禅坐如同给我们的思想找一个容器。因为思想如水，它时常奔流不息，所以往往会让我们很难安静。《黄帝内经》里有讲到，“心动则五脏六腑皆摇”。如果我们的内心总在波动着，就会产生消耗，所以让我们坐下来，给心一个静下来的机会，给流动的意识一个能使其安静的容器，这个容器便是七支坐。

七支坐的方法流传千年，但其实并不复杂。我们可以理解其为对身体的7个要求，如果我们按照这7个要求去做并且坚持下来，就能体验到岁月之静好。

- 第一个要求：双腿弯曲交叉盘坐，就像我们在电视剧里看到的那些高人一样。

如果再细分的话呢，在瑜伽中，盘坐主要分为4种，分别为高位散盘、双莲花坐、单莲花坐（一只腿在上一只腿在下的交叠盘坐）、简易散盘（两腿散开交叉盘在一起）。

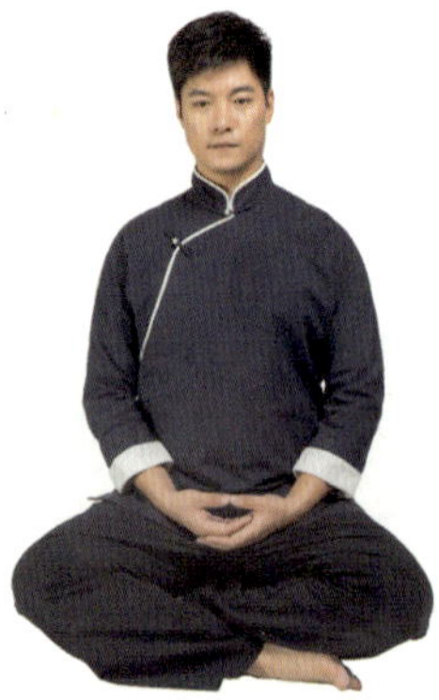

高位散盘

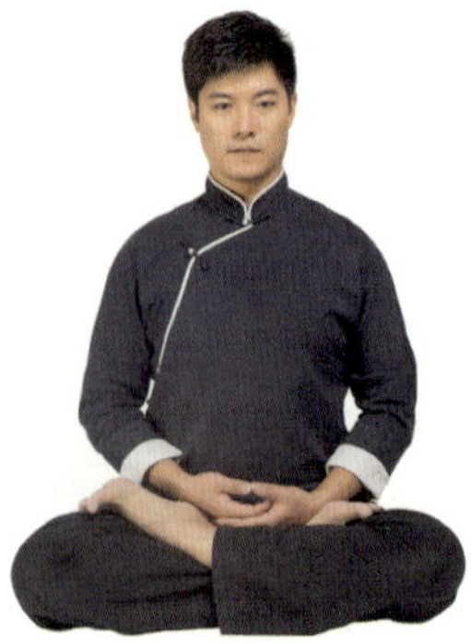

双莲花坐

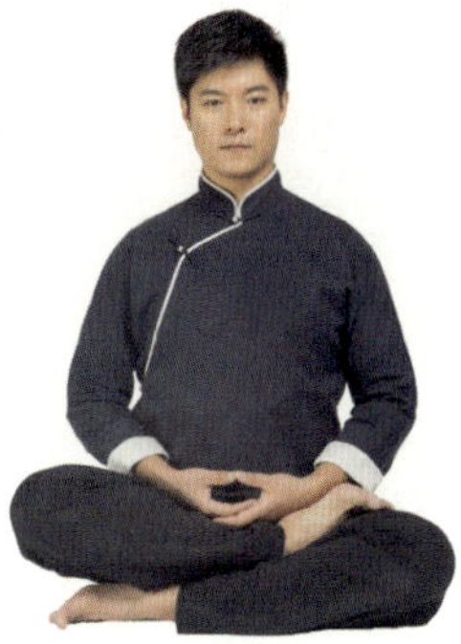

单莲花坐

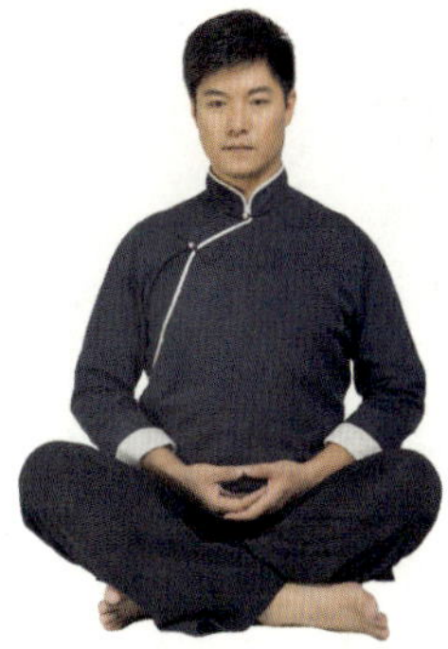

简易散盘

开始禅坐前可以在臀部下面垫一个小坐垫，这样有助于减轻腰部和腿部的紧张感与不适感。

毫无疑问，单莲花坐和简易散盘两种盘坐是较适合初学者的。如果是初学者平时很少锻炼，最好从简易散盘开始。

在盘坐过程中，让身体保持正确的姿势并放松，且感受到舒适，这是最重要的。只有这样，我们的心才有安定下来的基础，否则两腿盘得生疼，心是难以安静的。

● 第二个要求：脊椎保持竖直，这非常重要。

我们说要让身体感受到舒适，但前提是要在正确的体态之下。对很多经常伏案工作的人来说，把背驼下来，低着头坐得松散一些，可能会更舒适，但是身体的体态已经不正确了。古人说，骨正才能筋柔。脊椎是人体的支架，当姿势不正确时，附着在脊椎上的肌肉也都随之处在失衡和紧张之中，时间久了就会造成劳损。因此，我们先要把姿势修正，再谈形体调整。姿势正确与否的关键在于脊椎，脊椎是身体的中轴线，有着一正百正的统领作用，所以不管是在当下的练习中还是在日常的生活中，大家都要保持脊椎的竖直中正。

● 第三个要求：两肩后展下沉。

如果我们细心去观察，会发现当一个人处在紧张状态时，他的两个肩膀往往是向上耸起的，这样会导致上半身难以放松。所以要时刻注意沉肩，这也是可以通过训练来轻松掌握的，我们可以反复多练习几次。

例如，先让肩膀上提，再后展下沉。一旦找到肩膀从提起来到展开再到沉下

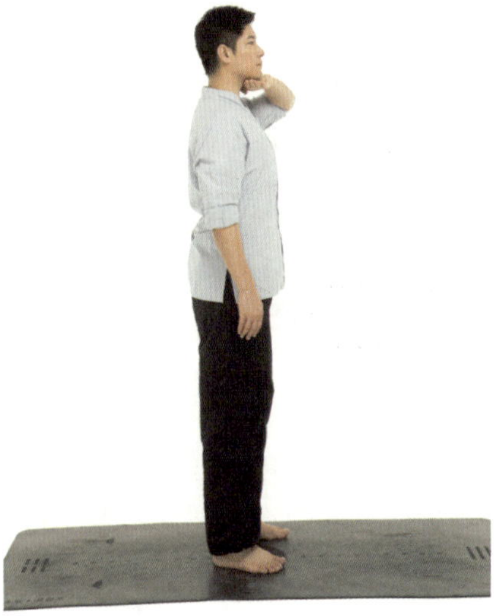

去的感觉，你会发现这样很放松。所以下次一定要有这个意识，在面临紧张时学会沉肩，这样也有利于我们脑供血的顺畅和气息的稳定。

• 第四个要求：下颚微收。

不管是在瑜伽还是在传统武术的练习中，我们经常会听到老师讲要下颚内收。这既关乎练习效果，也关乎素质修养。仰着下巴，看起来总是有点趾高气扬的感觉。而真正的大师一般都是收着下颚，视线与大家平齐，这意味着平等。

所以，请收起下颚。但收下颚又是一个很有技术含量的动作，很多人把它理解为低头，而这样反倒会给颈部带来紧张，所以要正确地收下颚，而不是过度地内收，从而挤出双下巴。这样你会发现脸很快就憋红了，因为它影响了气血循环。在元瑜伽中，对收下颚的要求会更高一些，即在大家内收下颚的同时还要有一种头部中心向上顶起以及后颈部微微向后牵拉的感觉，这样我们的脊椎就实现了一个最佳的中正伸展的状态，即使坐久一点也不会出现颈部酸累了。

• 第五个要求：牙齿相扣，舌尖抵住上颚。有时我们练习效果的好坏就在于细节。当我们调整好身体的姿势后，要让牙齿微微相扣，这叫固齿。齿为骨之余，肾气主骨，又有稳固肾气之意。不知你平时有没有注意或亲身体会过，当你用舌头轻抵上颚时，只需片刻，口腔里就会有津液徐徐分泌出来。这个过程叫生津，唾为肾之液，有很好的养生效果。

• 第六个要求：双眼似闭还睁。

在禅坐的过程中，大家会经常问到一个问题，那就是我们应该睁眼还是闭眼呢。从经验来看，人在闭着眼睛时容易胡思乱想，但是睁着眼睛思绪又容易受视觉的影响。

因此，建议是似闭还睁，我们可以在视线前下方大概1.5米的位置，点上一支蜡烛，让目光注视在烛光上，这样我们的眼睛半闭半睁，又有了视觉的前置，相对来说容易让自己安静下来，不容易分心。但是最终要以自身感受为准，有些人眼睛容易疲劳，那么闭上眼睛则会更好一些。

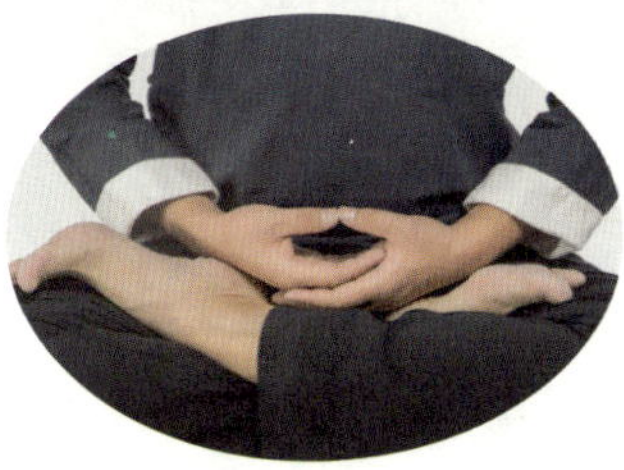
双手交叠手势

● 第七个要求：双手交叠结成定印。

很多初学者喜欢将两手摊放在膝关节上，这是我们经常会看到的瑜伽练习者的坐姿，但在我们刚开始练习时，还是建议双手宜合不宜分。我们的双手最好交叠在一起结成定印。即左手在下，右手在上，两手掌交叠，两手的拇指端轻轻碰触，并安置于两大腿之间。

达到了上面这7个要求，我们就完成了晚课的第一步，也就是我们前面说的“三调”之调身。在元瑜伽的练习过程中，非常重视“三调”（调身、调息与调意），三者缺一不可。

调息

接下来我们进入调息。

呼吸就是气的一出一入，心息相依，调息也可以说是调心。将呼吸调顺了，心也就安静了。

调息分为4个阶段：风、喘、气、息。呼吸有声为风；呼吸急促为喘；呼吸细缓为气；呼吸无声为息。

我们从常态或运动中坐下来调息，一般都会经历上面这4个阶段。只有进入到最后一个“息”的阶段才是瑜伽状态，所以前期要投入一些精力去调息，不能让风或喘的状态持续下去，风或喘越久越偏离瑜伽正确的方向。

我们应保持前面所讲到的腹式呼吸，尽量放慢、延长呼吸的节奏，保持1分钟5～8次呼吸为好。在这个过程中，燃一支天然的沉香，可以起到调息与静心安神之效。

晚课：禅坐的身法

晚课：调息的方法

调心

可以说身体是心念的容器，容器已经打造好了，接下来就是去引导内心安静，让意识专注下来，这个过程就是调心。

但是，当我们实际操作的时候，往往会面临一个现实的问题，那就是树欲静而风不止。当我们越想安静时，却发现安静原来是那么的难。

因此，对于初学者来说，有一个比较实用的方法，那就是制心一处。一件事都不想很难，但是可以通过想一件事去牵制其他的念头，这就相对容易了。

也就是说，我们可以通过内心专注于一件事来调心。比方说，我们可以专注去默数自己的呼吸，从第一次呼吸数到第一百次呼吸，中途如发现自己的心散乱了，就重头再数，这就是一个简单又实用的方法。再或者是念诵一段自己喜欢的经典著作如《黄帝内经》《道德经》《论语》的语段。下面推荐一些适合反复在心中默念的名著名句给大家。

《黄帝内经》："谨和五味，骨正筋柔，气血以流，腠理以密，如是则骨气以精。谨道如法，长有天命。"

《论语》："知之者不如好之者，好之者不如乐之者。"

完成"三调"，我们就可以进入元瑜伽的晚课练习了。

晚课目的是使身体放松下来，使心灵安静下来，让身心都得到休息，从而让自己能更好地进入睡眠。

我们总在讲睡一个好觉或睡一个元气满满的养颜觉，但又有几次醒来以后是充满元气的呢？所以睡前建议大家做以下这几个体式瑜伽动作，伸展与打开身体，释放一天的疲劳并缓解紧张。

双腿背部伸展式

准备体式：双腿伸直，平坐于地面；双脚打开与肩宽，足尖回勾向上，保持背部伸展向上。

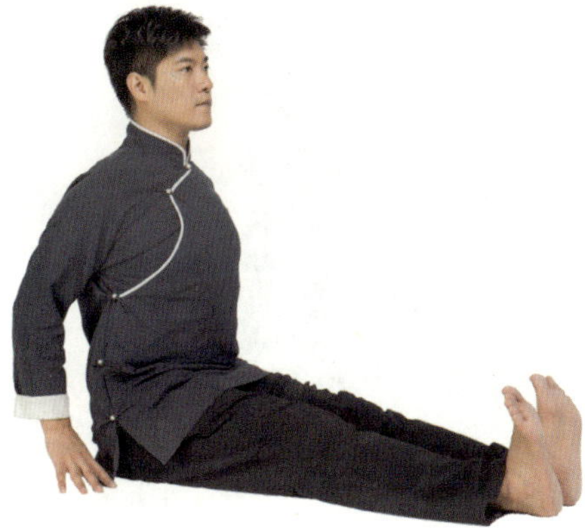

双腿背部伸展式（准备体式）

进入体式：吸气，双手经两侧举过头顶，伸直向上。让手臂与脊椎各自保持呈一条直线。

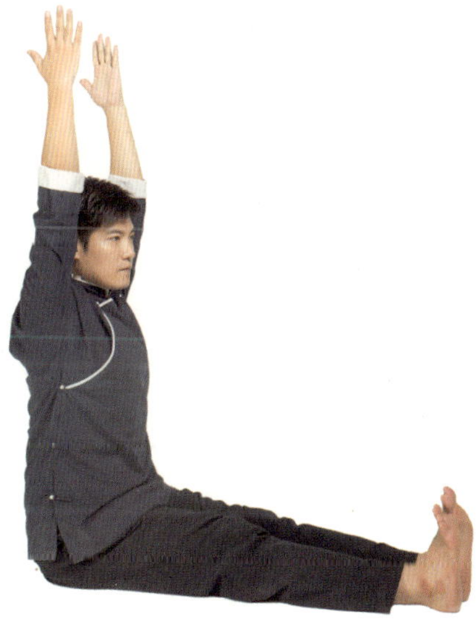

双腿背部伸展式（进入体式）

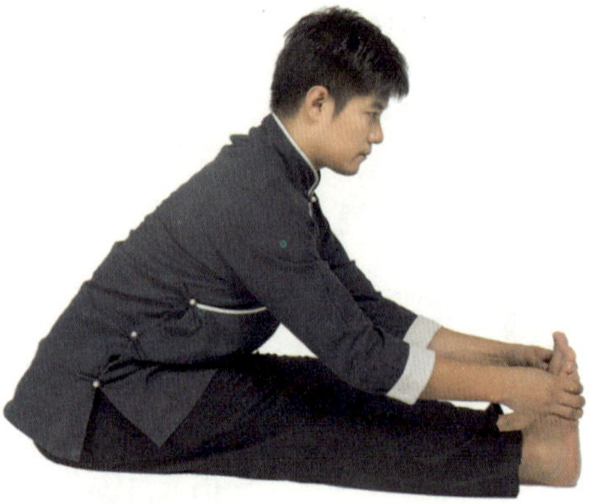

双腿背部伸展式（错误示范）

✗

呼吸配合：呼气时，以骨盆带动脊椎整体前屈，双手抓握住双脚。

在这里不要着急使身体下压，可能刚开始时，身体是紧张的，我们要先用呼吸来放松和打开身体。

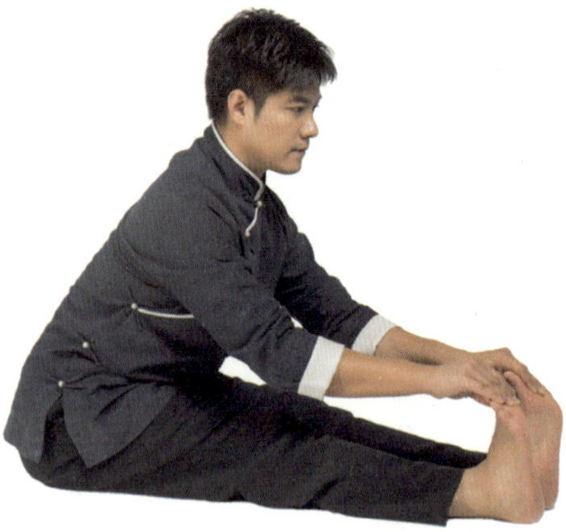

双腿背部伸展式（正确示范）

✓

• 吸气时，先抬头，再抬起一点身体，伸展背部；呼气时，俯身下压。感受背部和腿的后侧有轻微的拉伸感。配合呼吸反复地练习，可以逐渐打开身体，慢慢增加向下的幅度。

练习要求：一呼一吸为一次呼吸，10～15次为一组，休息一分钟再练习一组。

注意事项：如果背部过于弯曲，应停止下压，先去伸展背部，注意拉伸不要过度。

半桥式

准备体式：背部平躺于地面，双手放于臀部两侧，掌心向下。双腿弯曲，脚踩地面，足跟回收，靠近臀部。双脚打开与肩同宽，脚的内侧保持平行。

进入体式：吸气时臀部收紧，同时将髋部向上抬起，并带动脊椎逐步向上。

呼吸配合：保持5～10次呼吸，然后将髋部慢慢放下。

练习要求：反复练习3遍。

注意事项：生理期不做。

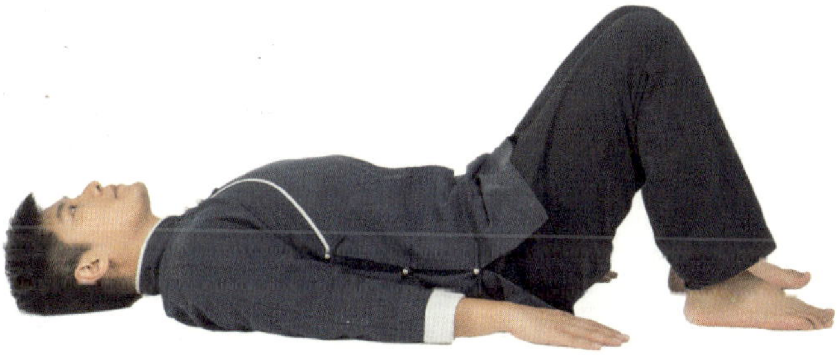

半桥式1

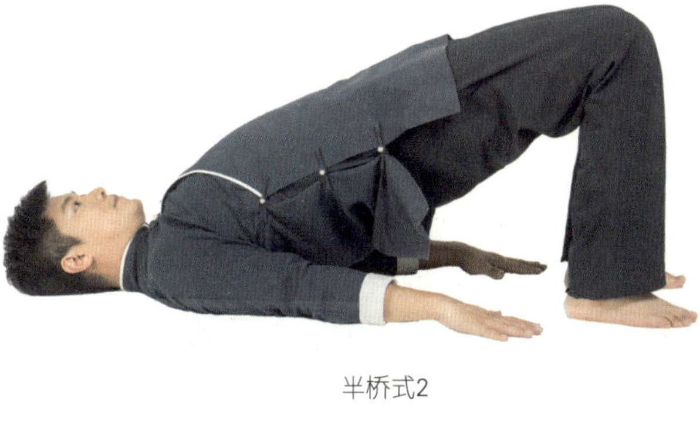

半桥式2

简易倒箭式

准备体式：腿弯曲，双脚踩地，将手背垫在骶骨下面作为支撑。

进入体式：将双脚抬起举向天空，足尖回勾并让脚心向着天花板的方向，让腿垂直于地面。

呼吸配合：自然呼吸，不要憋气。

练习要求：收下颚，让牙齿相扣、舌抵上颚，将眼睛闭上。

注意事项：如果腿抖得厉害的话，可先将双腿微屈。在这个体式上保持1～5分钟。

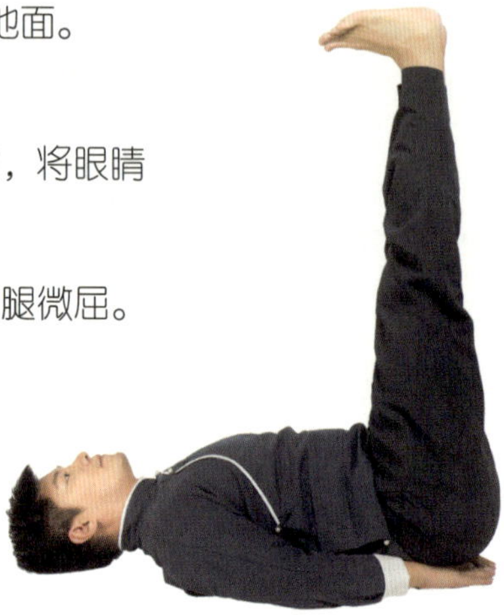

简易倒箭式

养元卧式

• 躺平，两手掌心向下，并轻轻地搭在肚脐两侧，来到养元卧式。这是最舒服的一个体式，让我们以这个姿势保持腹式呼吸，并慢慢进入睡眠。

• 用手掌去感受腹部的起伏。

• 尽可能地把呼吸放慢、延长。

• 把意识专注在呼吸上，直至睡眠。

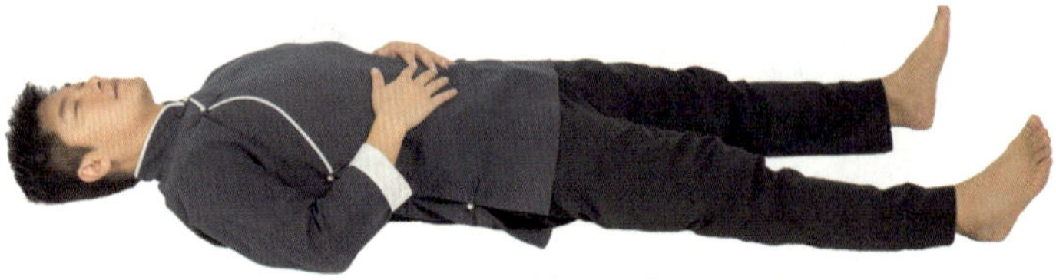

养元卧式

第五章

元瑜伽呼吸法

元瑜伽
YUAN YOGA

老话说，生命在于呼吸之间。不论是我国传统的养生法，还有古印度的瑜伽，都十分重视呼吸的练习。在学习呼吸法之前，我们先来了解一下我们的呼吸系统。

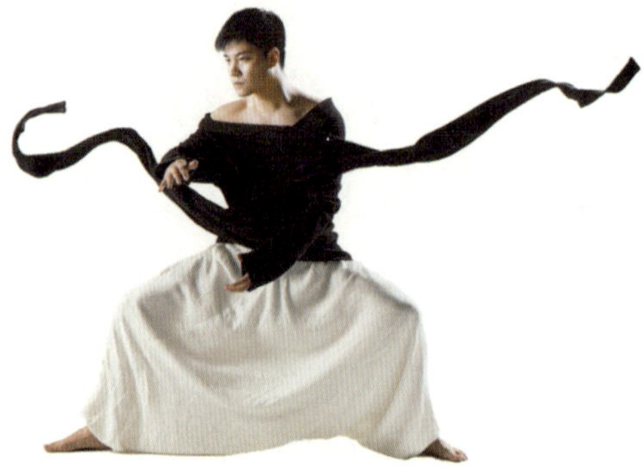

肺主呼吸，即呼吸系统是由呼吸道和肺组成的，呼吸道包含了鼻、咽、喉、气管、支气管等，通常鼻、咽、喉称为上呼吸道，气管和各级支气管称为下呼吸道。我们要重点了解呼吸肌，参与呼吸的主要肌肉有肋间肌、膈肌、腹肌等。常规的呼吸模式为胸式呼吸，即在吸气时，肺扩张，体积变大，肋骨向上、向外运动；呼气时，肺部回缩，体积变小，肋骨向下、向内运动，这是以肋间肌为主的呼吸模式。腹式呼吸则是一种更深层的呼吸，主要靠腹肌和膈肌收缩完成。瑜伽的呼吸方法有几十种，在本章我们主要介绍以下几种普遍适用的呼吸方法。

腹式呼吸

其实很多瑜伽初学者刚开始练习时很难找到腹式呼吸的感觉，但有一个简单的方法可以试试：仰卧于地面，双腿弯曲，双脚踩地，双手放于肚脐两侧。在保持放松的状态下，这是一种最容易感觉到腹式呼吸的体位。初学者可以从这个体位开始练习，找到感觉后可以换到坐位体式，之后再换到站立体式。腹式呼吸类似于在传统养生中讲到的气沉丹田，吸气时，腹部向外扩张，在感觉舒适的状态下尽量吸得越深越好；呼气时，腹部向内回收。这便是一次完整的腹式呼吸。但是初学者最需要注意的是，切记不要过度用力鼓胀腹部，而是要做到用意不用力。这种呼吸其实是被我们遗忘了的呼吸，因为当我们还是婴儿时，其实都是这种呼吸，成人在熟睡过程中也常常是这种呼吸。大多数人平常用到的都是胸式呼

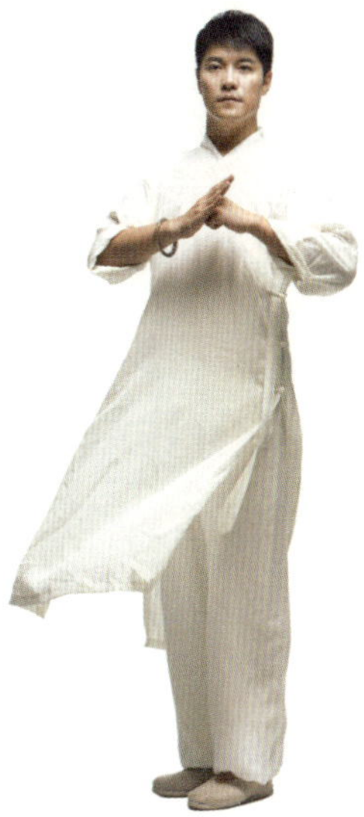

吸，相对而言该呼吸模式每次吸入的氧气量少，只能充满肺的上部，肺底部还没有吸入氧气就向外呼气了，而腹式呼吸能通过吸气时膈肌的下沉，使肺的底部充满氧气，增加氧气的吸入量，加强呼吸系统的功能。而且随着膈肌的上下升降，可以在一定程度上起到按摩腹部脏器、增加肠蠕动、缓解便秘的作用。

当我们需要做一些重大决策时，内心思绪总是很乱，古人曾有云，“每临大事有静气”。当心安静下来时，我们才能更准确地做出判断与决策，但是树欲静而风不止，我们越想安静思绪反而越容易纷乱。遇到这种情景，不妨把自己抽离出来，去喝杯茶、打个坐或是站个桩。哪怕是闭上眼睛躺一会儿，通过这种深层的呼吸模式，让自己专注在呼吸上，从而获得内在的放松与亲近，之后再以较为放松的状态去看先前让你烦恼的事时，或许心中会有不一样的答案。

完全式呼吸

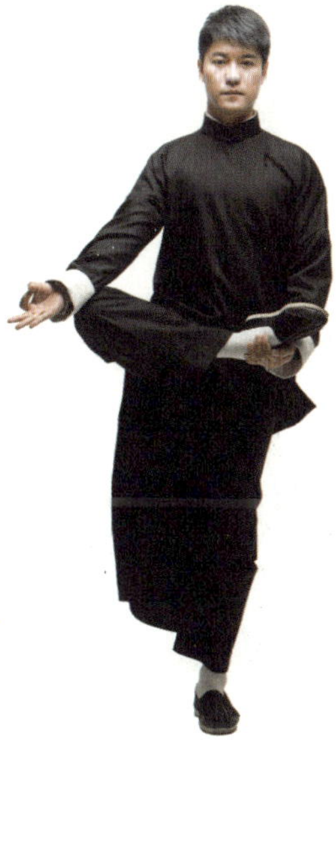

将胸式、腹式两种呼吸结合起来的呼吸法，称为完全式呼吸。练习方法为：轻轻吸气，首先将气吸向腹部的区域，让腹部向外扩张，然后继续吸气，让气充满胸部，让胸腔扩张；呼气时按相反的顺序，首先放松胸部，然后放松腹部，最后用收缩腹部肌肉的方法结束呼气。该呼吸法能保证最大量的呼吸交换，但是一定要注意整个过程应该是流畅而轻柔的，不可出现过度的鼓胀或分段式的操作，依然是保持用意不用力的原则。这是一个更加充分的呼吸模式，通常我们可以用在练习之前，在动态的体式练习中多采用胸式呼吸，而在静态的体式练习中，如禅坐、站桩、休息时多采用腹式呼吸，但是不管采取哪种呼吸模式都可以进行5～10次完全式呼吸的练习，这将会是一个很好的开始。

当你即将上台演讲或表演时，也适合用这种呼吸法来调整情绪。上台时，人最需要的是放松，放松才能正常发挥。因此在上台前很多人会习惯性地做几次深呼吸来缓解自己的紧张，但其实深呼吸是非常有技术含量的，最标准的深呼吸其实就是完全式呼吸。我们可以在上台前给自己一两分钟的时间，做一做完全式呼吸，让大脑得到更充足的氧气供应，让身体得到更多的放松，然后自信地走上台去。

喉呼吸

喉呼吸在传统的瑜伽中被称为乌加依呼吸，它源于音译，意思是“胜利者的呼吸”。这是一种比较特殊的呼吸模式，它可以帮助我们在动态的体式练习中提升活力，保持敏锐。其原理是在呼吸的过程中通过喉部的收束，使空气在通过喉咙的后部时发生轻微的摩擦而发出类似于人熟睡中打鼾的声音。这种呼吸一般都是采用胸式呼吸，即吸气时胸腔向外扩张，呼气时胸腔向内收缩，再借由咽喉发出声音。对于呼吸的控制与专注，初学者在开始练习时最容易出现两个问题：一是发不出声音，二是声音过大。发不出声音的同学可以先张开嘴巴，发出“哈”的声音，体会咽喉处空气的摩擦感，然后再逐渐闭上嘴巴呼气。这样慢慢地练习，直到呼气和吸气都能稳定均匀地发出声音时，就是完整的喉呼吸。声音过大的同学，要逐渐消减音量，否则容易导致咽喉肿痛和口干，要尽量将音量控制在类似于婴儿熟睡时发出的轻微鼾声的

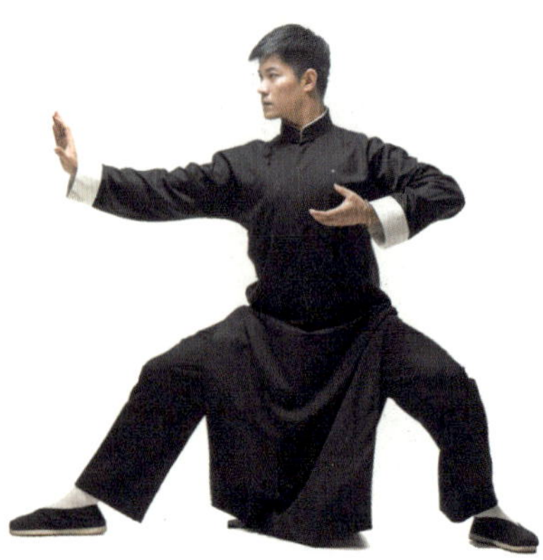

状态，也就是以只有自己能听到为标准。

打鸡血式的工作方式，往往不能够持久，兴奋之后往往让自己更疲惫与松懈。工作中需要积极、良好的状态，也需要细水长流。我们需要学会节约精力，集中发力。当我们在工作中累得打不起精神时，试一试闭上眼睛放松身体，做上几分钟的喉呼吸，专注于自己呼吸的韵律，这会给疲惫状态中的我们带来意想不到的效果。我常称它为“呼吸拿铁”。

经络清理调息法

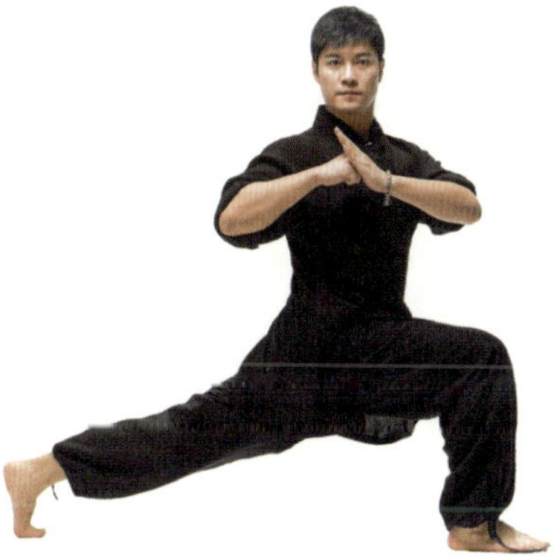

经络清理调息法也是一种比较特殊的呼吸方法，它主要运用左右鼻孔交替呼吸来实现内部经络清洁。传统的瑜伽认为左右鼻孔归属于不同的经脉，左鼻孔通左脉，因此被称为“月亮的呼吸”；右鼻孔通右脉，被称为“太阳的呼吸”。在传统养生理论中，也会有类似的观点，例如左气右血、左升右降。这也是让我们能亲手触摸到自己呼吸的一种方式。

在练习过程中，始终使用右手，即将右手中指和食指二指弯曲，掌心向内对准鼻尖，拇指在右鼻孔旁，来控制右鼻孔；无名指在左鼻孔旁，控制左鼻孔。

第一步的练习是先将拇指按压住右鼻孔，用左鼻孔吸气与呼气，练习1分钟后松开大拇指，再将无名指按压住左鼻孔，用右鼻孔吸气和呼气，同样练习1分钟。

第二步的练习是用大拇指按压住右鼻孔，用左鼻孔吸气，吸气完成以后按压住左鼻孔，用右鼻孔呼气。然后继续按压住左鼻孔，用右鼻孔吸气；再按压住右鼻孔，用左鼻孔呼气。记住这个顺序，左吸右呼，右吸左呼，重复练习5～10分钟。这个练习特别适合在清晨或睡前做，最好空腹，在空气流通、清新的地方练习。在练习中不要有气促的感觉，要让呼吸舒缓轻柔，最好让自己听不到声音。

有时候，我们明明睡了一晚上，早上醒来时起却像没睡过一样。一日之际在于晨，如果早晨就是这种困顿散漫的状态，那么这一天就很容易低效率地过去了。所以若感觉晨起困顿时不妨试一试经络清理调息法，给身体做一次深度唤醒，同时这个方法也特别适用于在睡前思绪纷乱的人。另外，当你被手机上各种毫无营养的信息牵引着不停往下刷时，希望你能果断地放下手机，双腿盘坐，试一试这种呼吸方法。通过对呼吸的控制而牵制大脑的杂念，这便是最好的睡前安抚。

第六章

元气女神养成系

元瑜伽
YUAN YOGA

瘦腿七式

敲风市穴

位置：大腿外侧中线上。

找穴：直立，双手自然下垂，手掌轻贴大腿中线，一般中指指腹所在的位置即风市穴。

按摩：握空拳，轻敲5～10分钟。

功效：促进腿部气血循环，改善腰腿痛，消减大腿部位的脂肪堆积。

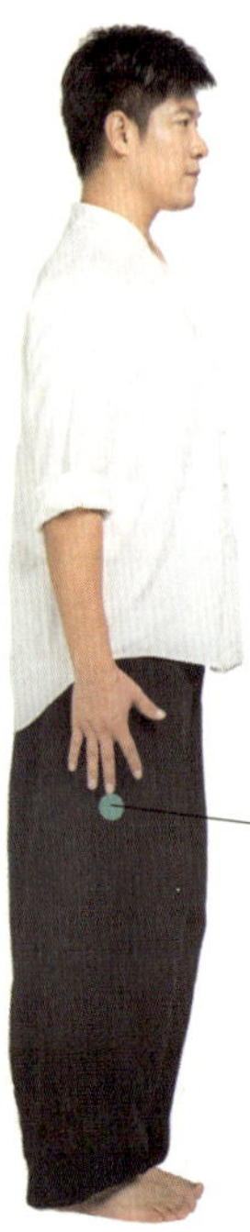

敲承山穴

位置：小腿肚正中处。

找穴：当站立并将足跟上提时，在腓肠肌肌腹下出现的尖角凹陷即承山穴。

按摩：以拇指指腹按住承山穴，保持一定的按压力，先左后右各做一次。按揉5～10分钟。

功效：缓解小腿肌肉紧张，促进腿部血液循环，适用于小腿浮肿、腿沉及腿部疲劳。

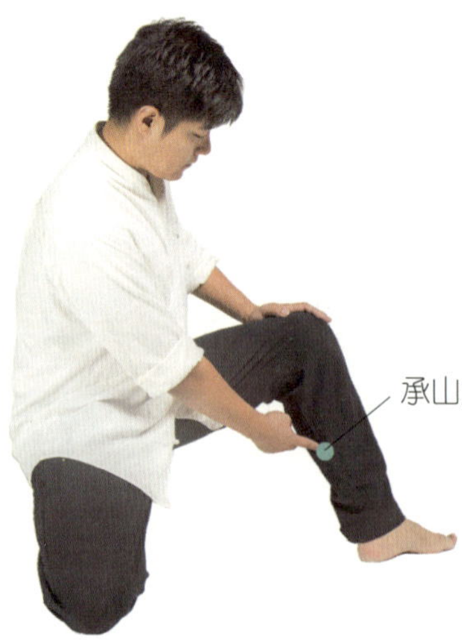

骑马式

- 跪立于垫子上，先将左脚向前跨出，骨盆调正向前，髋关节下沉。
- 双手扶住膝盖，脊椎竖直，不要过度后仰。
- 吸气时，髋部抬高一点。
- 呼气时，髋关节下沉。
- 一呼一吸为一次，做10～15次。换另一只腿做同样练习。

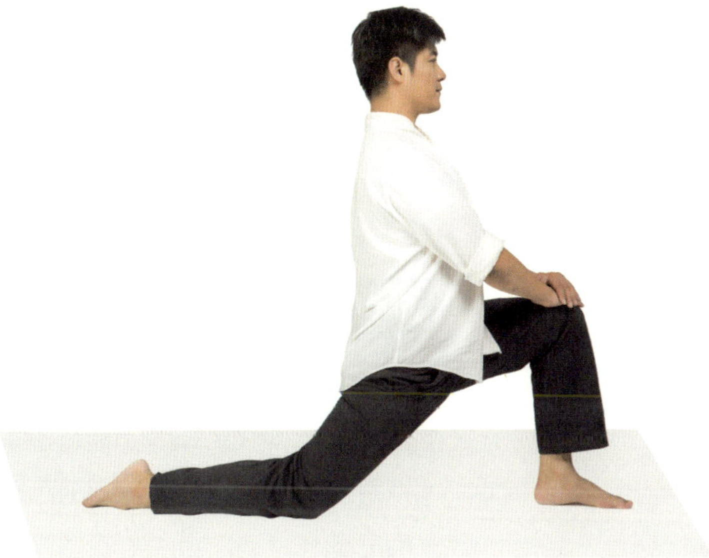

骑马式（左）

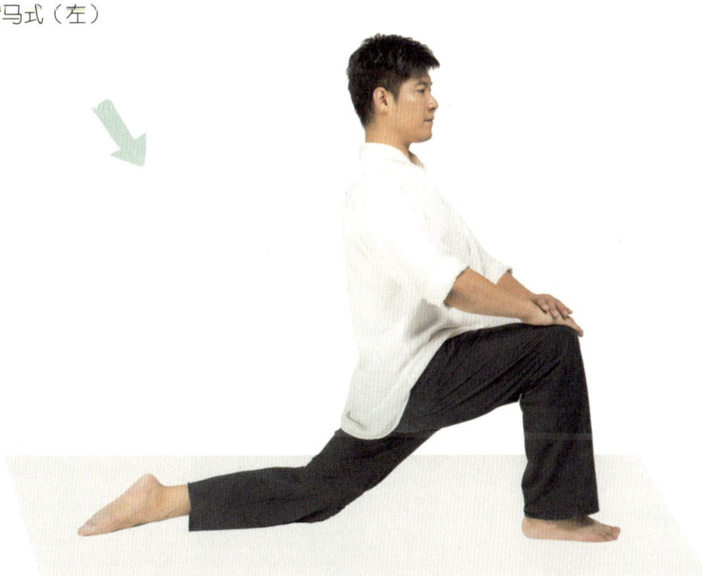

骑马式（右）

骑马式变体

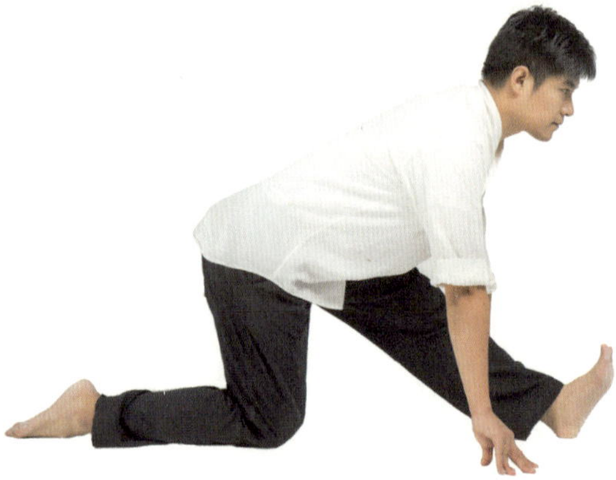

骑马式变体

- 在左侧骑马式的基础上，双手扶住地板，将臀部向后伸展。
- 将左腿伸直，足尖回勾，保持脊椎伸展伸直，不要拱背。
- 吸气时，抬头，伸展背部。
- 呼气时，俯身下压，拉伸右腿的肌群与经脉。
- 一呼一吸为一次，做10～15次。换另一只腿做同样练习。

加强骑马式

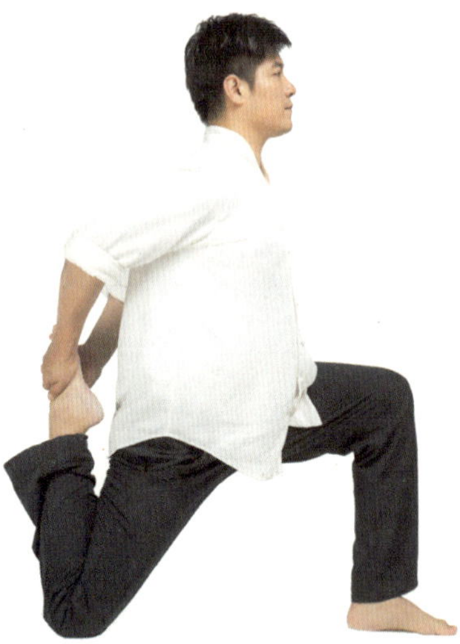

加强骑马式

- 在骑马式的基础上，拉伸左腿肌群与经脉，将右小腿向上抬起。
- 双手去抓握右足背，向臀部的方向拉伸。
- 注意掌握好力度，不要过度拉伸。
- 刚开始练习时如做不到的话，可以拿毛巾固定脚踝作为辅助。
- 吸气时，稍微松开一段距离。
- 呼气时，拉伸使足跟靠近臀部。
- 一呼一吸为一次，做5～19次。换另一只腿做同样练习。

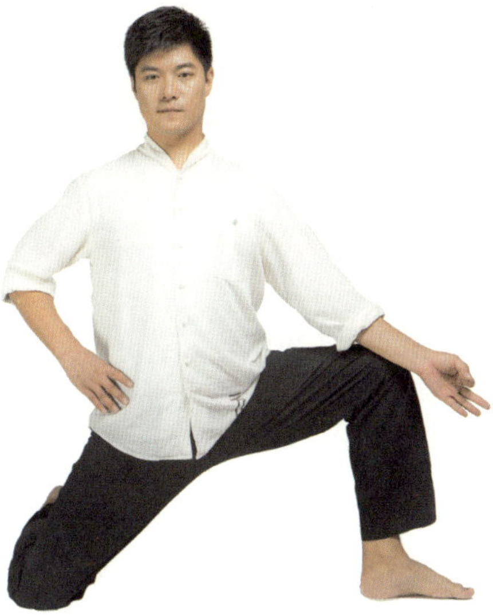

侧开髋式

侧开髋式

- 取跪立姿势，先将左脚向左侧跨出，脚尖指向左侧。
- 骨盆调正向前方，注意不要展髋。
- 右手扶住髋部，左手搭在左膝关节处。
- 保持脊椎竖直，卷尾骨，小腹内收。
- 吸气时，髋部微抬。
- 呼气时，髋部下压。
- 伸展大腿内侧肌群与经脉。
- 身体稳定后，左手捏智慧手印，手臂伸直挡于左膝内侧，使膝关节固定。

鸽子式

（1）取跪立姿势，将右膝向前划出，右小腿向外侧展开，足尖回勾，骨盆调正；将左腿向后侧伸直放平于地面。脊椎尽量伸展平直，不要拱背。

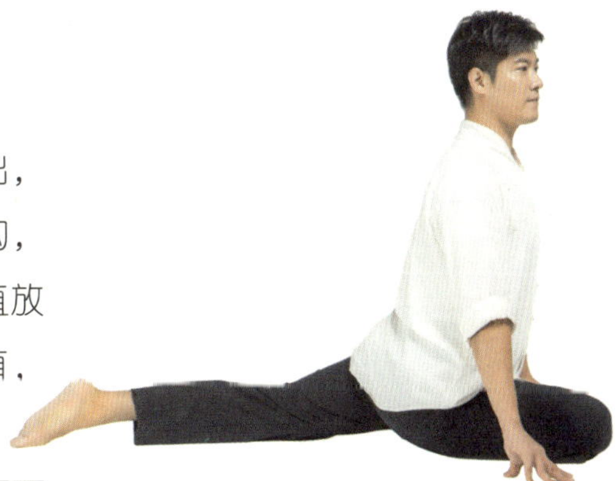

鸽子式（1）

（2）身体慢慢下压，至头部离地面两拳距离，双手握拳叠放在额前，伸展臀后侧左腿的肌群与经脉。保持静止，体会后侧左腿的拉伸感，但是不要过度。

- 保持1～3分钟。

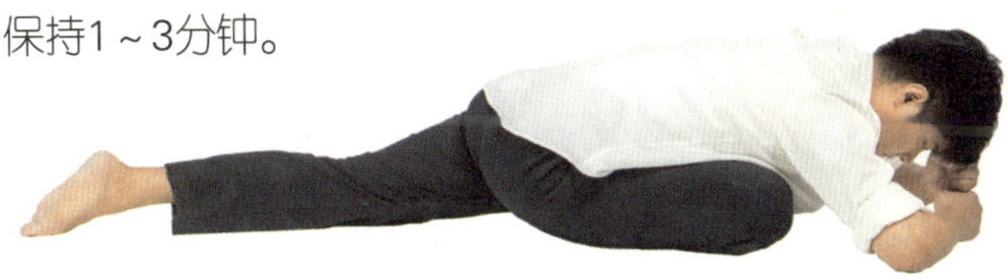

鸽子式（2）

仙鹤六式

搓大椎穴

位置：第七颈椎棘突下凹陷处。

找穴：轻微低头，手向后摸，骨节最高处即是大椎骨。大椎骨下方的骨缝即是大椎穴。

按摩：先以左手抬起向后，手掌心护住大椎穴，反复搓揉大椎穴1分钟使其发热，然后再换右手搓1分钟使之热透。

功效：改善颈椎酸痛疲劳，预防感冒。

摩后溪穴

位置：手掌小鱼际这一侧。

找穴：微握拳，第五掌指关节后的远侧掌横纹头赤白肉际处。

按摩：双手举起于面前，掌心向内，小鱼际相对，将双手的小鱼际贴靠在一起，相互摩擦至发热。保持3～5分钟。

功效：疏通小肠经，锻炼肩臂。

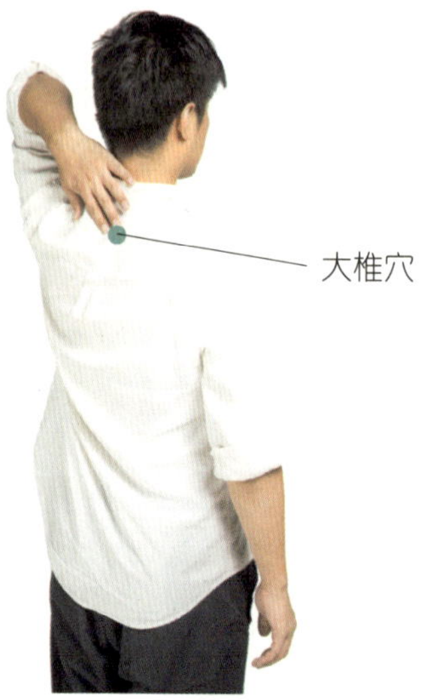

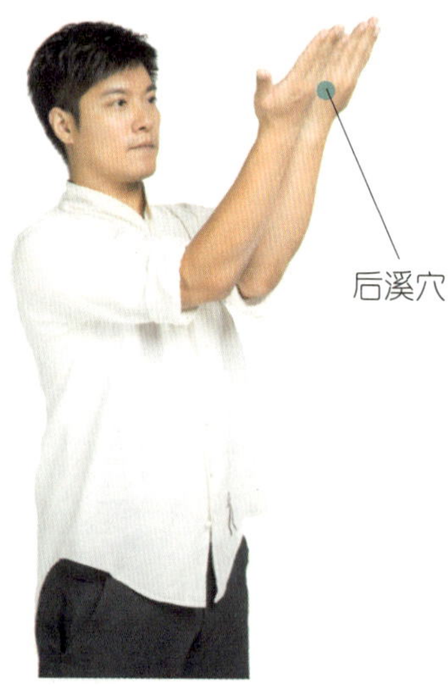

仙人指路

（1）先以左手弯曲无名指和小指，并以拇指压住该两指尖，食指和中指伸直，呈剑指状，且指向左下方。

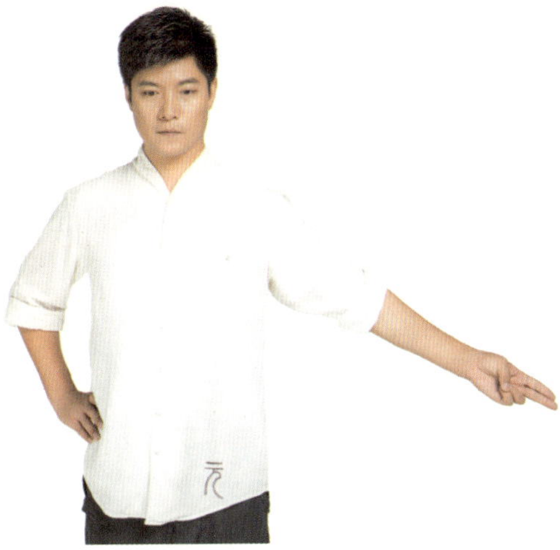

仙人指路（1）

（2）头部向右侧倾斜，注意不要过度。

（3）使左侧颈部得到拉伸与伸展，然后将面部转向天空，保持10秒钟。

- 将面部转向地面方向，保持10秒钟。换另一侧做同样练习。

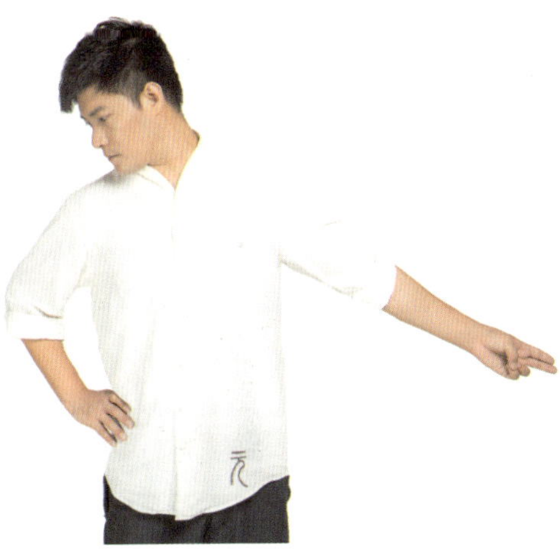

仙人指路（2）

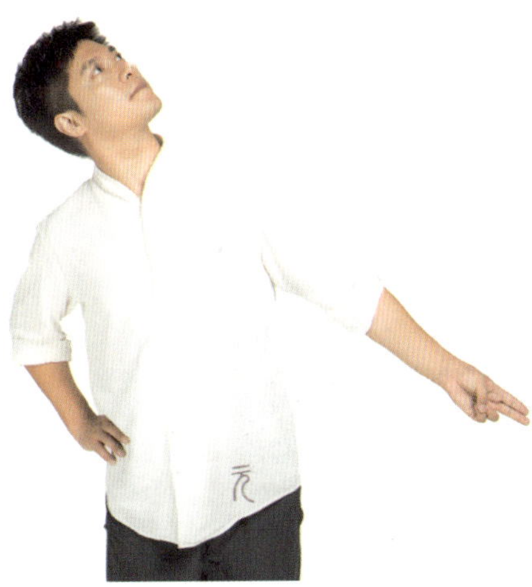

仙人指路（3）

仙鹤点水

- 取立正或坐直姿势，放松肩颈。
- 以下巴引领颈椎做圆弧伸展运动。15圈为一组，重复3组。

旋肩式

- 山式站立，手臂平举于身体两侧，手掌立起，指尖向上，五指分开。
- 手臂伸直，双手从前面向上—向后—向下做圆弧伸展运动，10～15圈。
- 然后换反方向练习。一正一反为一组，重复2～3组。
- 整个过程中不要耸肩，圆弧直径不要过大，保持在二三十厘米的范围内即可。

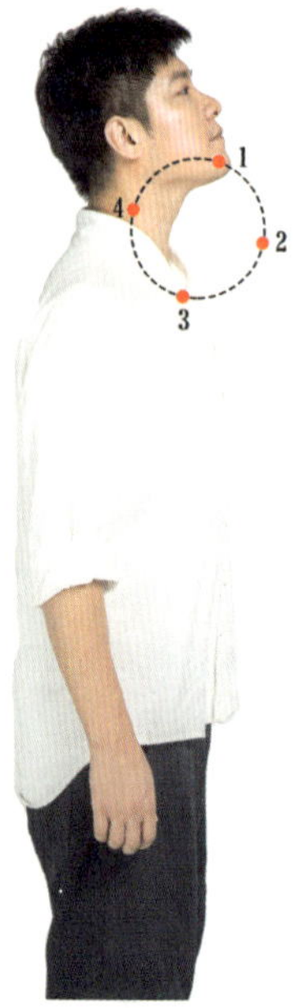

仙鹤点水

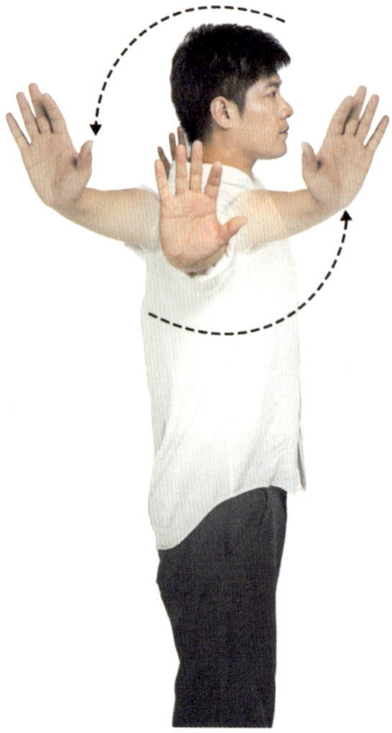
旋肩式

曲臂伸展式

- 山式站立，吸气时，两手臂伸直向天空，掌心向前。
- 呼气时，屈肘下压与肩平，尽量做到腕、肘、肩和双耳在同一个平面内。
- 反复练习，15次为一组，重复3组。

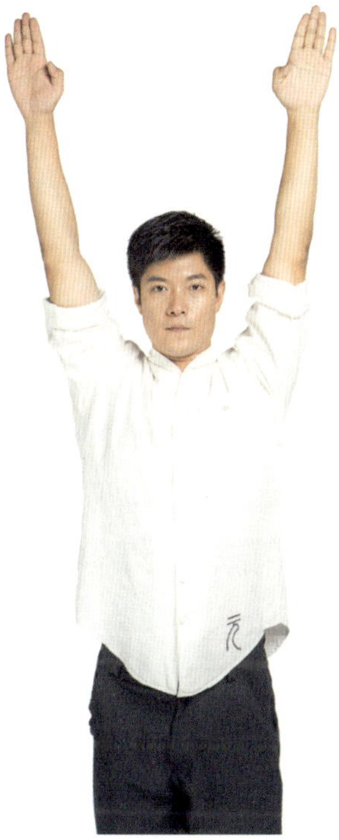

曲臂伸展式（吸气）

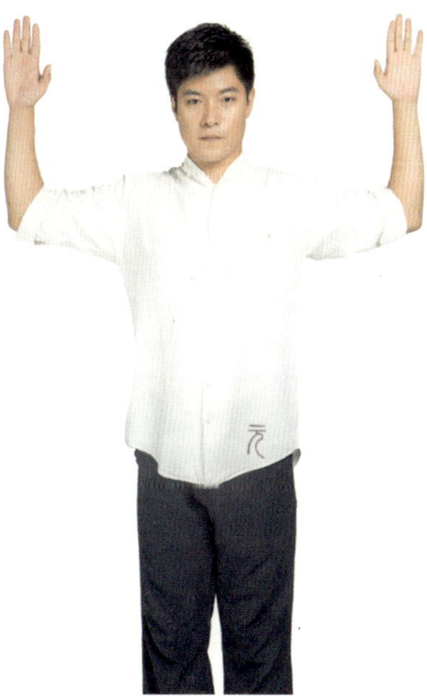

曲臂伸展式（呼气）

注意

整个过程中不要耸肩，尽量做到肩胛骨后展下沉。不要低头，保持脊椎竖直。

美背六式

拍肩贞穴

位置：在肩关节后下方。

找穴：立正手臂下垂时，腋后横纹头直上一寸即是。

按摩：举起左手臂，以右手掌向左肩后侧尽量拍打，然后换另一侧做同样练习。一左一右为一次，连续拍打50～100次。

功效：改善肩臂疼痛，上肢麻木，手臂酸累。

揉膏肓穴

位置：一般在肩胛骨内侧。

找穴：在背部第四胸椎棘突下，两旁各旁开3寸，也就是四横指的宽度。

按摩：可以借助背部按摩器或者桌角抵按该穴位处，并轻轻按揉，以酸胀为度，先左后右，各5～10分钟。

功效：经常按摩此穴可以有效地改善肩部以及上背部的肌肉酸痛、后背沉重、驼背、咳嗽、气喘。每次按摩5～10分钟。

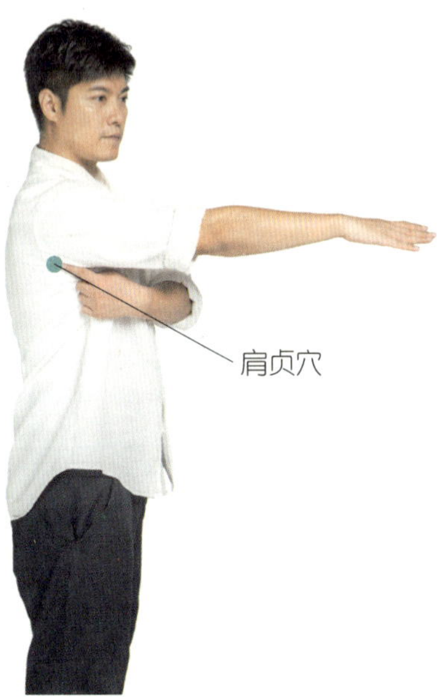

拍肩贞穴

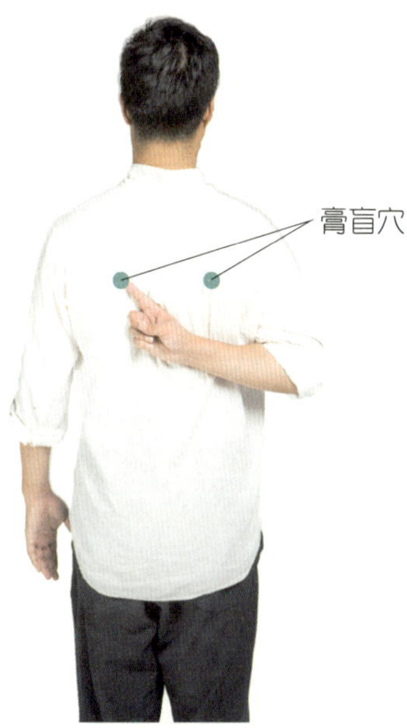

揉膏肓穴

坐姿举臂屈伸式

- 坐于椅子或凳子上，保持脊椎竖直，不要向后靠椅背。
- 两肩后展下沉，调匀呼吸。吸气时，两手臂举起向上，掌心向前。
- 呼气时，屈臂两肘下压与肩平。保持腕、肘、肩在同一平面内，感受两肩胛骨向后且有夹紧之感。
- 一呼一吸为一次，练习9次。

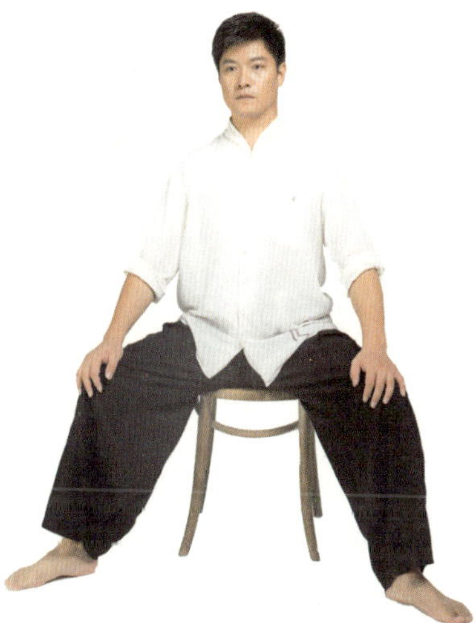

坐姿举臂屈伸式（1）

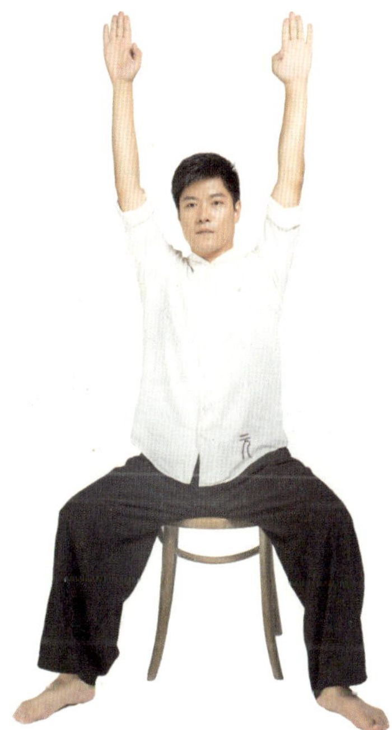

坐姿举臂屈伸式（2）

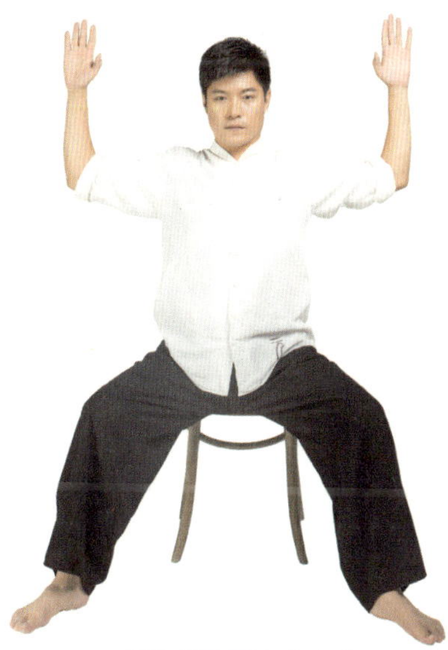

坐姿举臂屈伸式（3）

坐姿平臂屈伸式

- 双手平展于体侧，手臂伸直，两肩后展下沉，手掌立起，掌心推向两侧，五指张开。
- 吸气时，手肘弯曲，两手回收至耳后。让肘向后展，肩胛骨向内夹紧。
- 呼气时掌心发力，向外把手臂推直，如此一呼一吸为1次，连续9次。

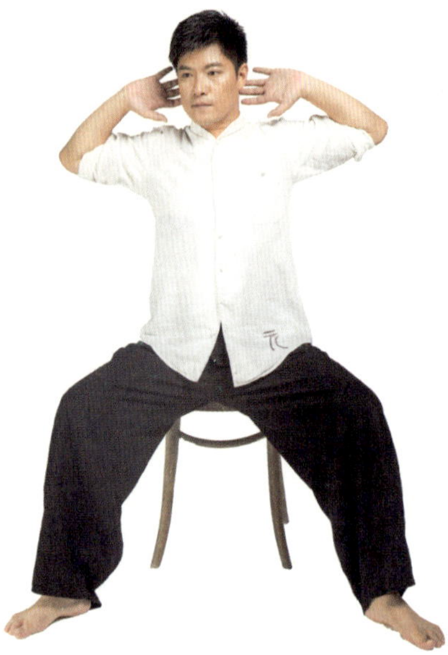

坐姿平臂屈伸式（1）

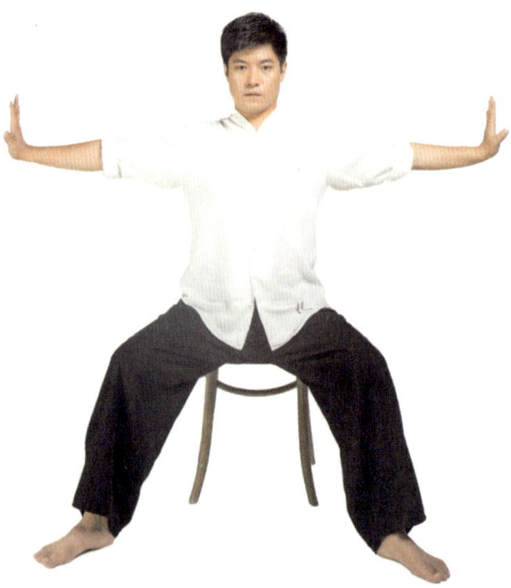

坐姿平臂屈伸式（2）

坐姿直臂屈伸式

- 坐于椅子或凳子上，保持脊椎竖直。
- 手臂伸展向前，掌心向下，两手分开与肩同宽。
- 吸气时，屈两手手肘，两手肘外展向后与肩平，感受两肩胛骨的夹紧之感。
- 呼气时，手臂伸展向前。如此一吸一呼为1次，连续9次。
- 9次为一组，共练习2～3组。

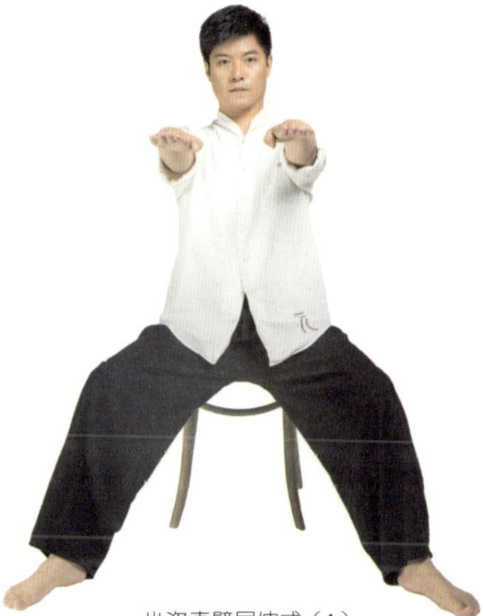

坐姿直臂屈伸式（1）

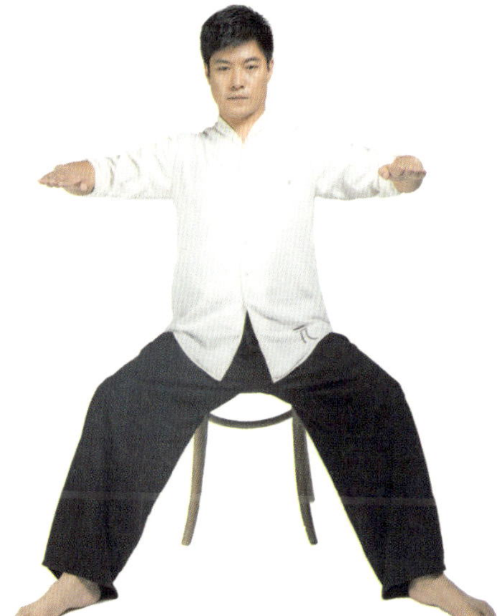

坐姿直臂屈伸式（2）

直臂抓握屈伸式

- 坐于椅子或凳子上，保持脊椎竖直。
- 双手平举于两侧，掌心向上。吸气时，两手握拳。
- 屈臂两肘向后下方，感受两肩胛骨夹紧之感。
- 呼气时，手臂还原，伸直。如此一吸一呼为1次，连续练习9次。

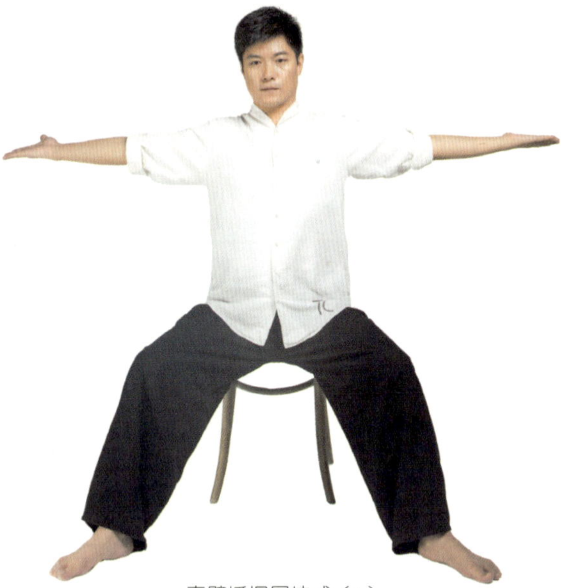

直臂抓握屈伸式（1）

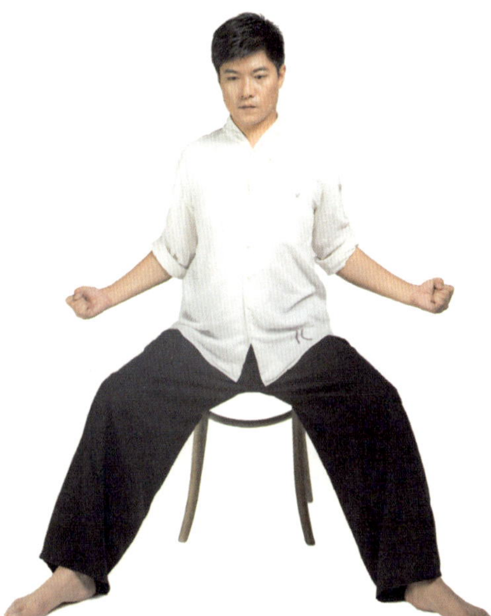

直臂抓握屈伸式（2）

减腹五式

敲天枢穴

位置：位于腹部。

找穴：横平肚脐中央，前正中线旁开两寸处。

按摩：双手握空拳，轻敲天枢穴5～10分钟。

功效：促进肠胃蠕动，改善便秘、消减腹部赘肉。

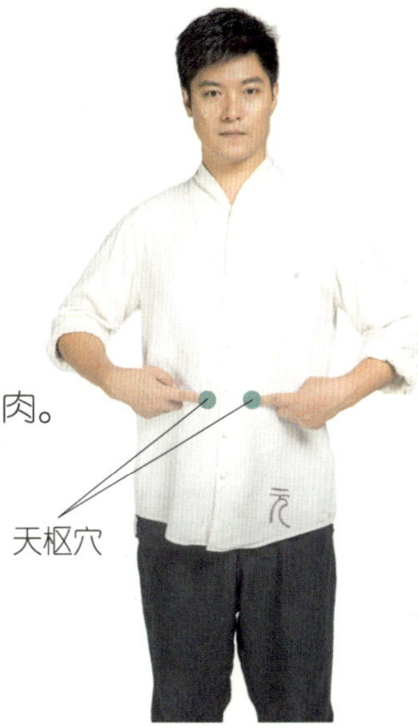

注意

经期、孕期以及刚吃完饭不要敲打。

敲带脉穴

位置：位于腰部两侧。

找穴：肚脐向两侧延展至两腰外侧面。

手法：双手握空拳，以虎口的位置轻敲两侧带脉穴5～10分钟。

功效：可消减腰部赘肉、改善腰酸、促进肠胃动力。

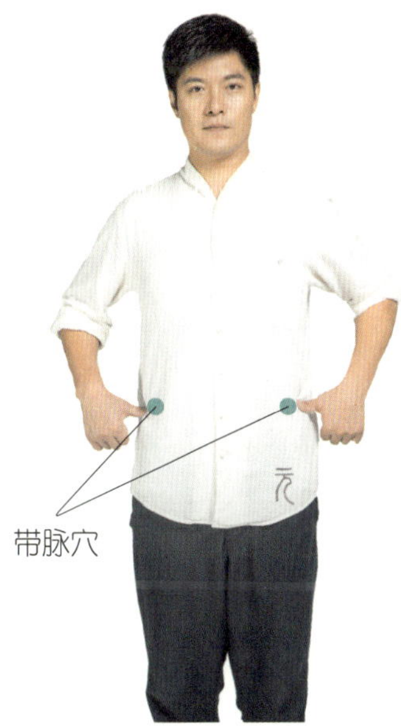

四点撑

- 跪于地面，俯身向前，双手撑地，呈四肢着地的体式。
- 两手及两膝之间分开与肩同宽。足尖回勾，前脚掌蹬地，收住腰腹核心，将膝盖微微抬离地面，以双手及双脚共4个点作为支撑。保持1分钟。

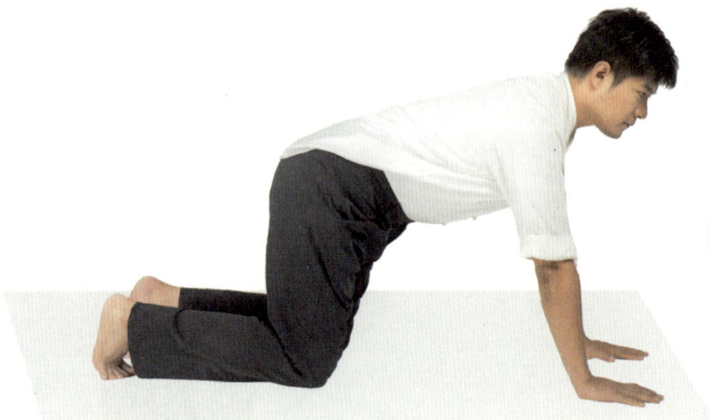

注意

整个过程中不要塌腰拱背，小腹始终保持内收，保持呼吸顺畅，不要憋气。

四点撑（1）

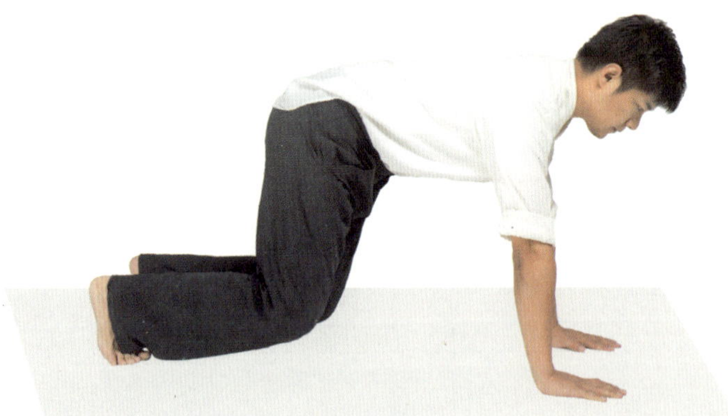

四点撑（2）

平桌式

- 两腿弯曲脚踩地，两脚打开与肩同宽。
- 两手掌指尖向前支撑于地面，下颚内收。
- 吸气时，臀部收紧。
- 呼气时，将髋部抬起，让胸腹和大腿前侧在同一平面内，两手臂及两小腿构成“平桌”的直腿。保持1分钟。

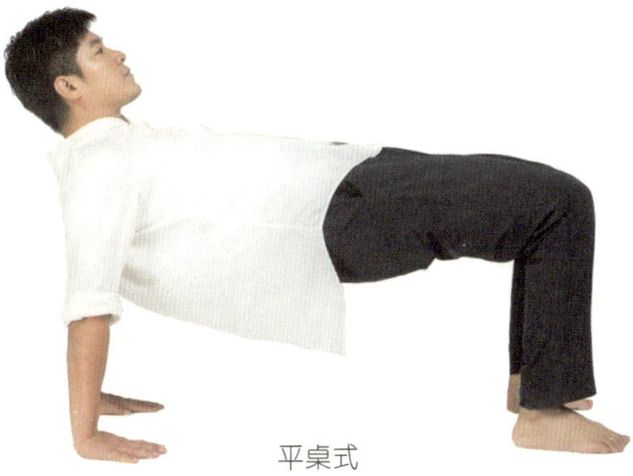

平桌式

注意

整个过程中腰腹核心不要松懈，呼吸顺畅，不要憋气。

船式

- 接平桌式，慢慢将臀部下落于地面，并将重心均匀分配于尾骨以及两个坐骨之间。
- 腰腹内收，背部脊椎伸直，让上半身轻微向后仰。
- 将两脚抬起，双腿弯曲，小腿与地面平行，足尖回勾指向天空，两手臂伸直与小腿外侧平行于地面。
- 内收下颚，眼睛看向脚趾间。保持1分钟。

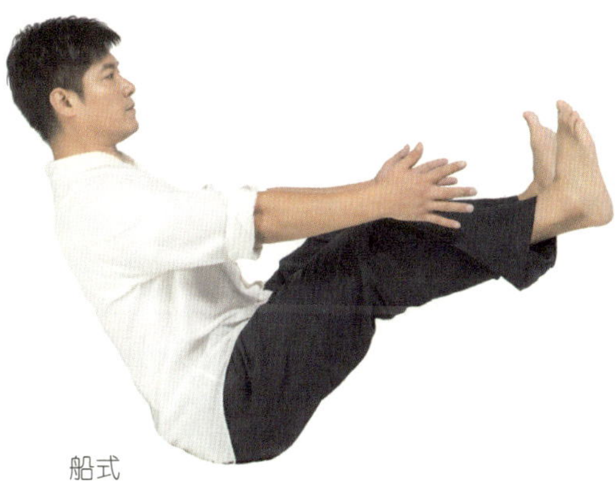

船式

气血七式

敲足三里

位置：位于小腿外侧。

找穴：在外膝眼向下量四横指处。

按摩：两侧可以同时或先左后右敲打5～10分钟。经期、孕期以及刚吃完饭不要敲打。

功效：增强人体正气，改善体虚，可提升脾胃的运化之力及补养气血。

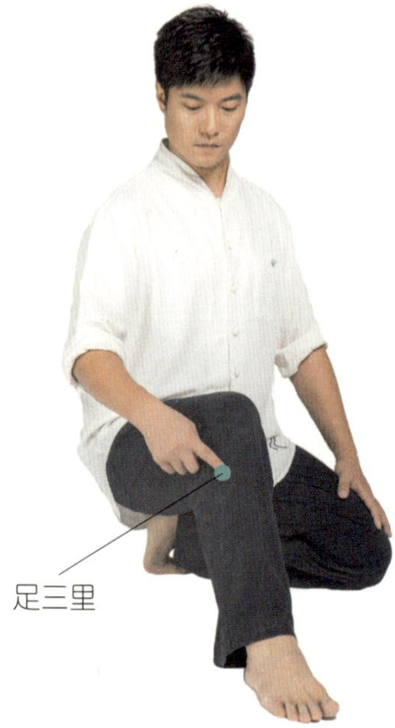

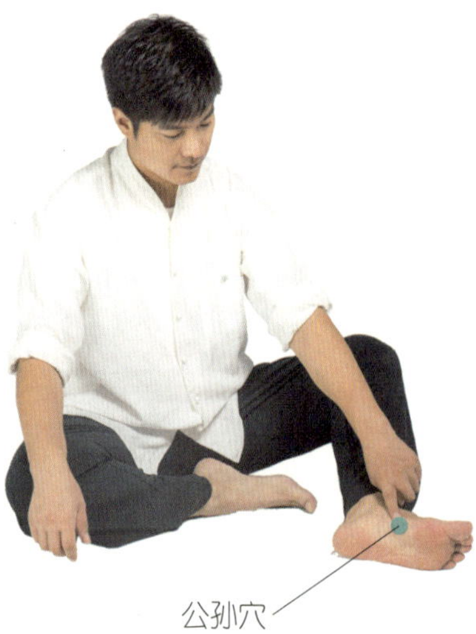

按公孙穴

位置：位于脚上。

找穴：在足内侧缘，第一趾骨基底部的前下方。

按摩：每次先左后右各按摩3～5分钟。

功效：公孙穴被誉为穴位中的“气血双补八珍汤”，经常按摩有调肠胃、补气血的作用。

马步桩一式

- 双脚打开约两肩宽，两脚尖指向前外侧，吸气时两手臂上举，两手掌心向内与肩同宽，同时把大腿肌肉上提收紧。
- 呼气时，屈两膝蹲至马步，同时手掌下压与肩平。如此一呼一吸为1次，练习9次。

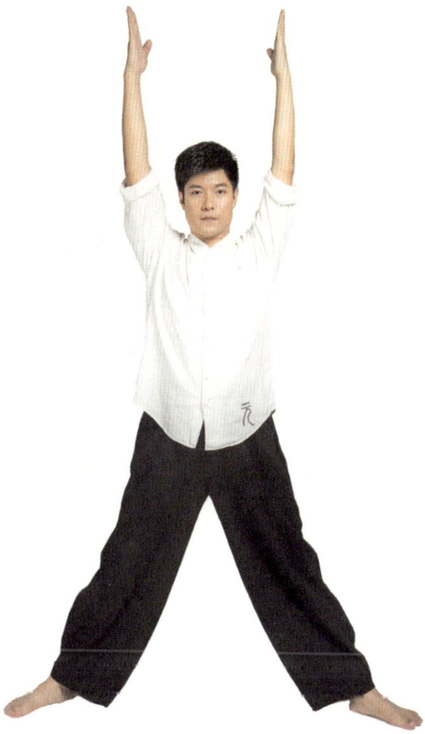

马步桩一式（吸）

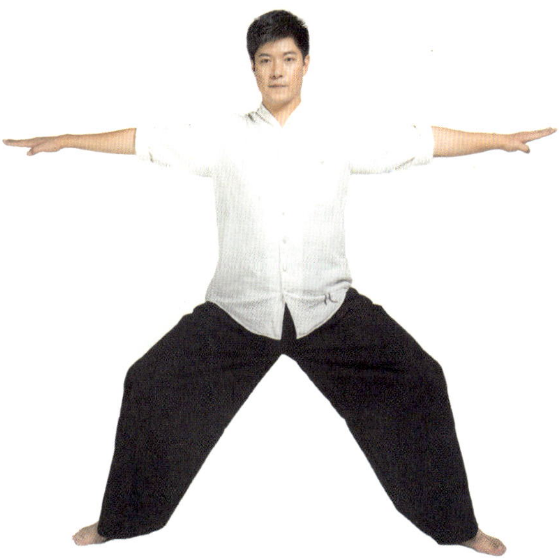

马步桩一式（呼）

马步桩二式

- 在马步桩一式的基础上，双手臂环抱于胸前呈抱球状。
- 沉肩坠肘，闭目养神，牙齿相扣，舌抵上颚，调腹式呼吸，依据自己的体力保持1～5分钟。

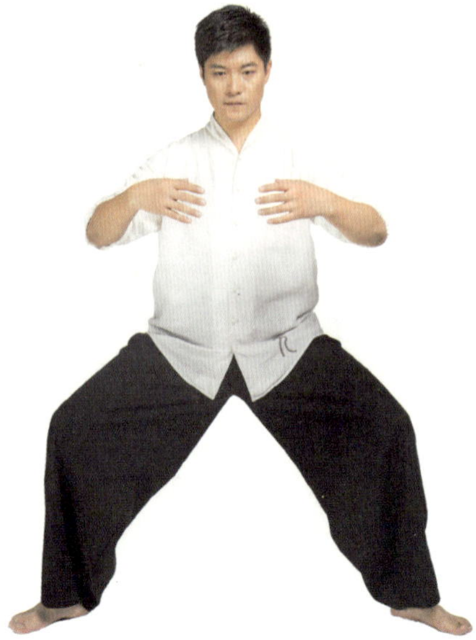

马步桩二式

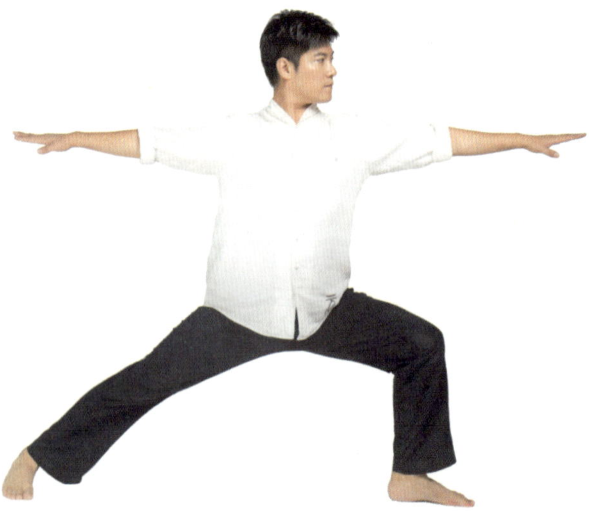

战士二式

战士二式

- 在马步桩二式的基础上，将双腿伸直，左脚尖外展指向左侧，右脚尖轻微内扣。
- 吸气时，双臂平举于两侧。
- 呼气时，将左腿弯曲，髋部下沉。注意保持左手肘关节、左膝关节以及脚踝在同一直线上。
- 脊椎伸展，竖直中正，与地面保持垂直。手臂伸展平直与地面平行。保持5～10次呼吸。

三角侧伸展式

在战士二式的基础上，将左手臂弯曲，手肘向下，放置于左腿膝关节上，右手臂伸展向天空，目光向上。

注意

不要翘臀，尾骨内收，腰腹内收，保持自然顺畅的呼吸，5～10次呼吸。

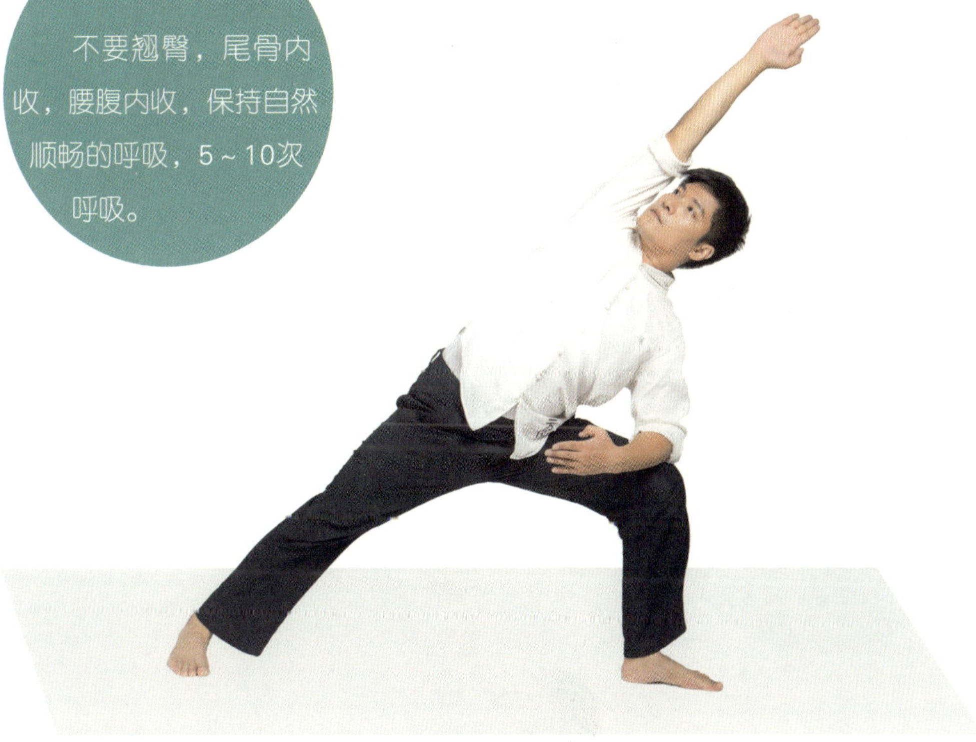

三角侧伸展式

反转三角侧伸展式

- 接三角侧伸展，将左手放于右脚内侧的地面上，将右手举起指向天空。
- 目光向上看手指，将后方的左脚跟抬起，前脚掌蹬地，腿伸直。

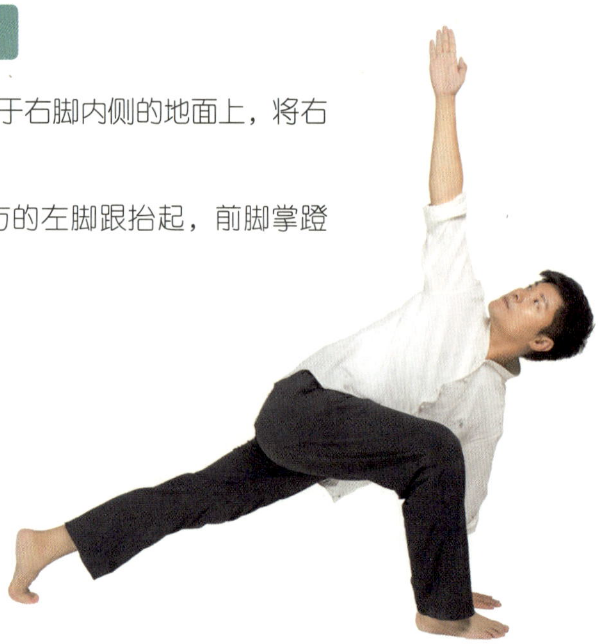

反转三角侧伸展式（右、正）

注意

不要翘臀，尾骨内收，腰腹内收，保持自然顺畅的呼吸5～10次。

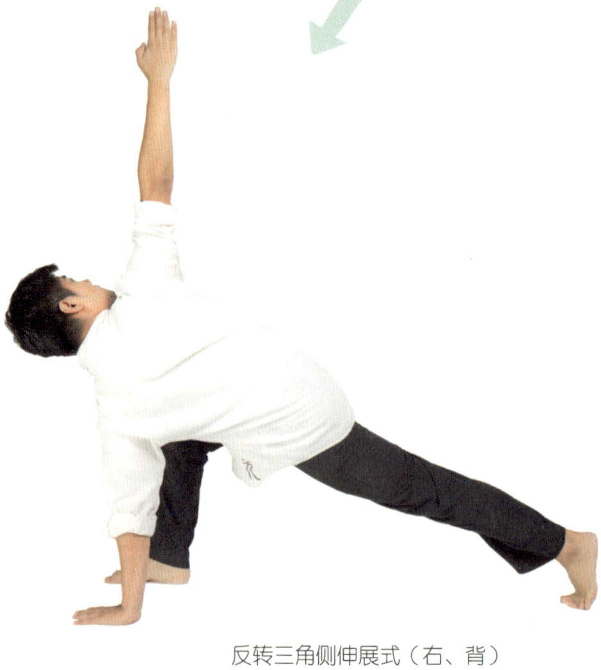

反转三角侧伸展式（右、背）

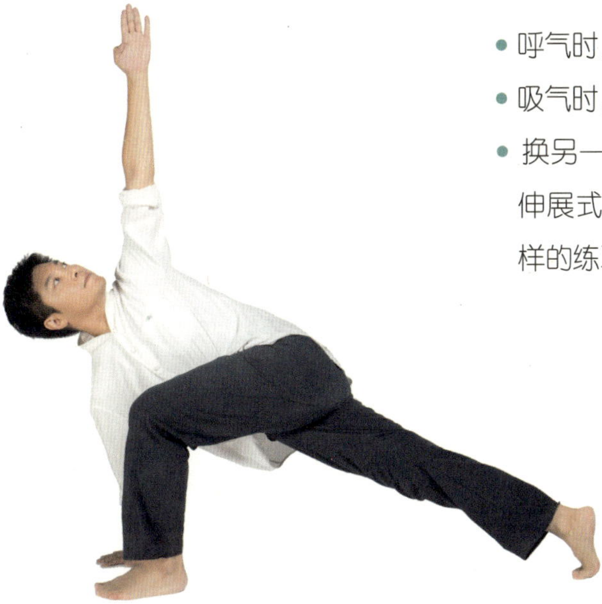

- 呼气时，将左手放下。
- 吸气时，起身。
- 换另一侧，取战士二式，再接三角侧伸展式以及反转三角侧伸展式。做同样的练习。

反转三角侧伸展式（左、正）

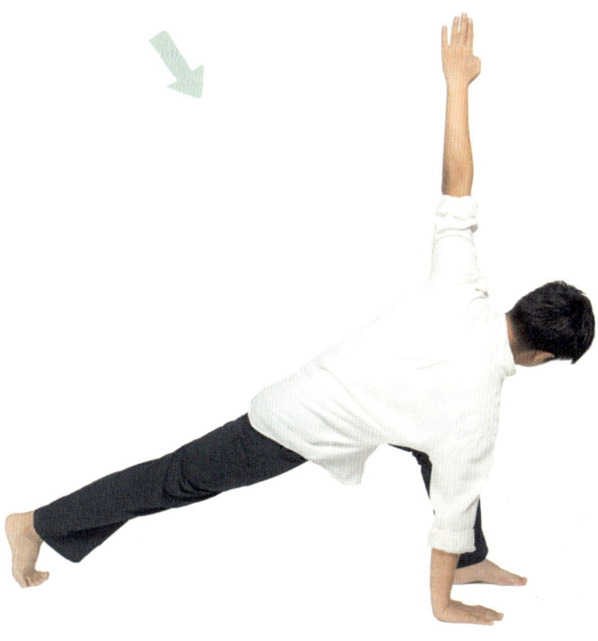

反转三角侧伸展式（左、背）

降浊六式

敲大肠经

找穴：从食指指尖外侧发出，主要循行于手臂外侧肌肉丰厚的地方。

按摩：先将右手握空拳，自下向上轻敲左侧大肠经5～10分钟。再敲右侧同样时间。最佳敲打时间是早晨5:00～7:00。

功效：大肠经全名为“手阳明大肠经”，是十二正经的第二条，有通肠排毒之功。

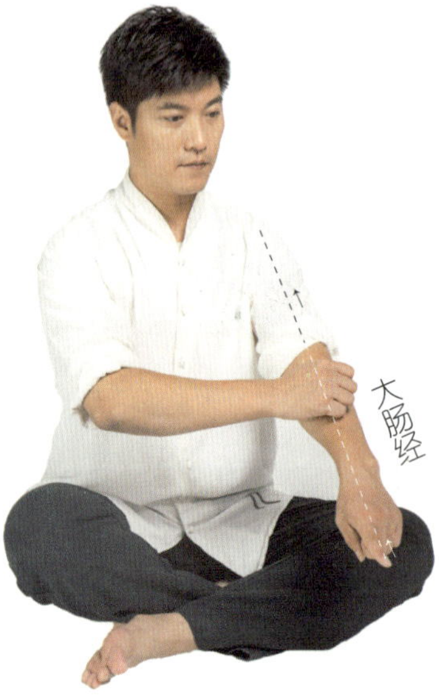

敲支沟穴

位置：在尺桡骨之间正中处。

找穴：支沟穴位于小臂外侧，腕臂横纹向上量3寸、四横指的位置。

按摩：两手握空拳，交替轻敲两侧的支沟穴5～10分钟。

功效：容易便秘的朋友，在敲完大肠经之后，再敲打支沟穴，可缓解便秘。

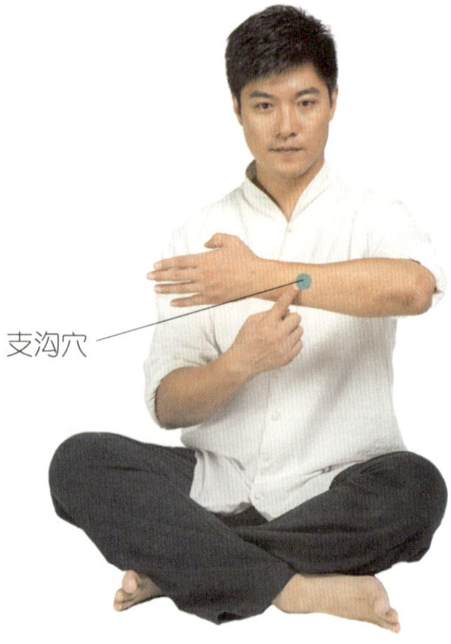

强化摩天式

- 以山式站立，双脚打开与肩同宽，双手上举向天空，掌心相对。
- 两肩胛骨下沉，下颚内收，眼睛平视前方。
- 做提脚跟的练习。吸气时，足跟上提；呼气时，足跟下落。如此反复练习9次。

风吹树式

- 在摩天式的基础上，双手掌心向左上方推动，带动身体向左侧轻微伸展，保持3～5次呼吸，换另一侧做同样练习。

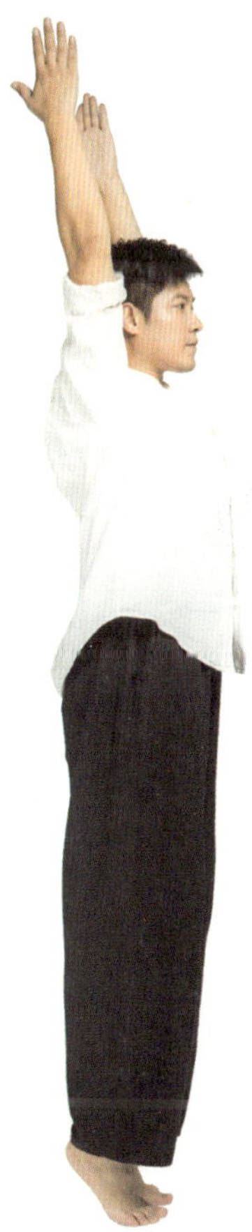

强化摩天式

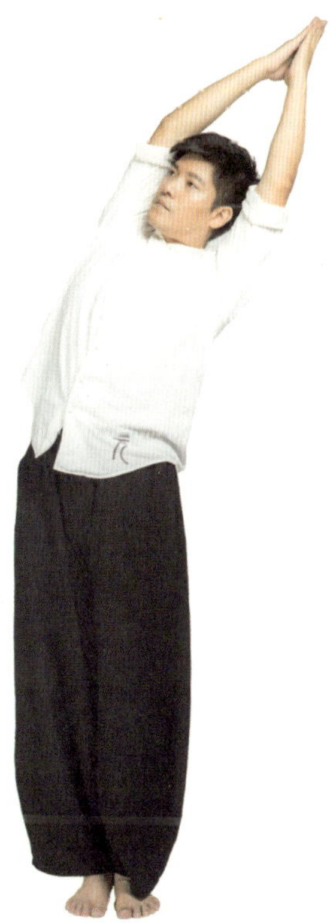

风吹树式（左）

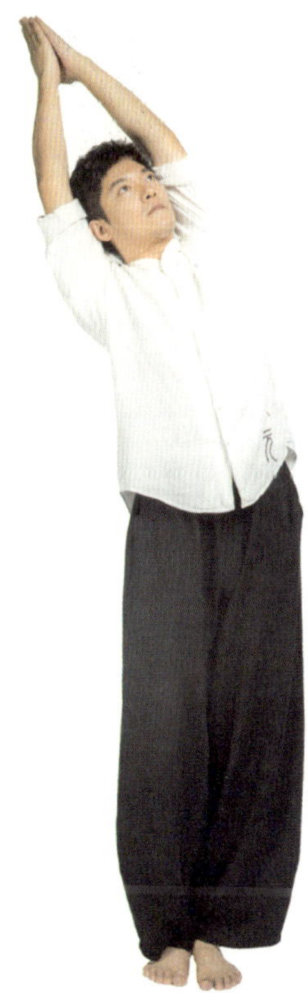

风吹树式（右）

抱膝蹲立式

- 在摩天式的基础上，将双脚并拢，俯身前屈，双手落于脚的两侧。
- 屈膝下蹲，双手抱住膝关节，保持5～10次呼吸。

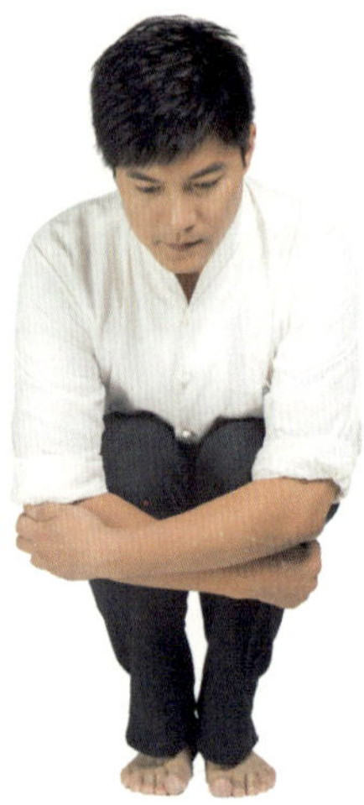

抱膝蹲立式（正）

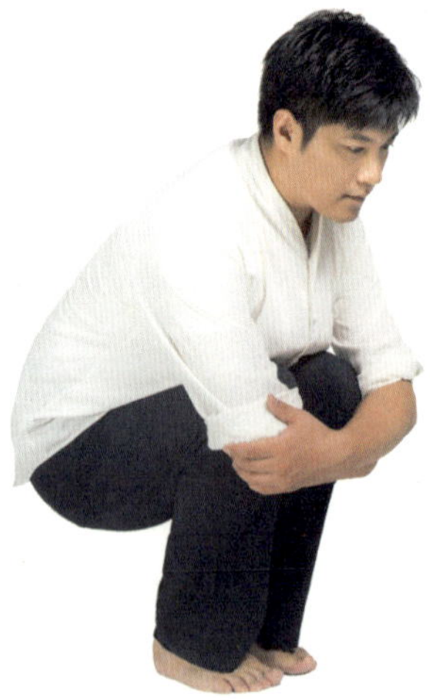

抱膝蹲立式（侧）

蹲立扭转式

- 在抱膝蹲立式的基础上，将背部伸直，双手合十于胸前。
- 保持小臂平直，深吸气，小腹内收。
- 呼气时，身体左转，将右手肘关节抵靠于左侧膝盖，面部转向左后方，保持5～10次呼吸。换另一侧做同样练习。

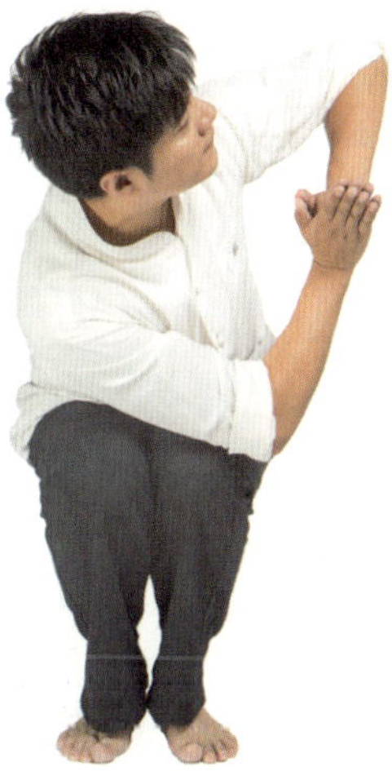

蹲立扭转式（左）

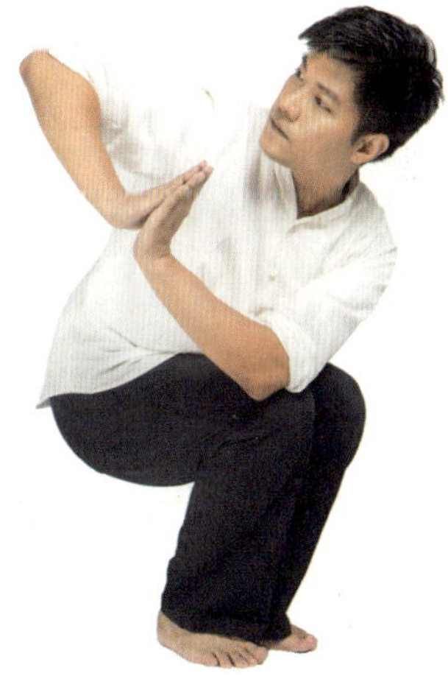

蹲立扭转式（右）

侧展通肠式

- 将双手打开扶住地面，右脚膝盖跪地，将臀部抬起呈跪立式；左脚向外侧迈开，保持左脚弯曲，大小腿之间呈90度角。
- 将左手下落放于左脚内侧的地面上，右手臂伸直并向左前方伸展，右大臂靠近右耳，面部转向右上方，保持5～10次呼吸。换另一侧做同样练习。

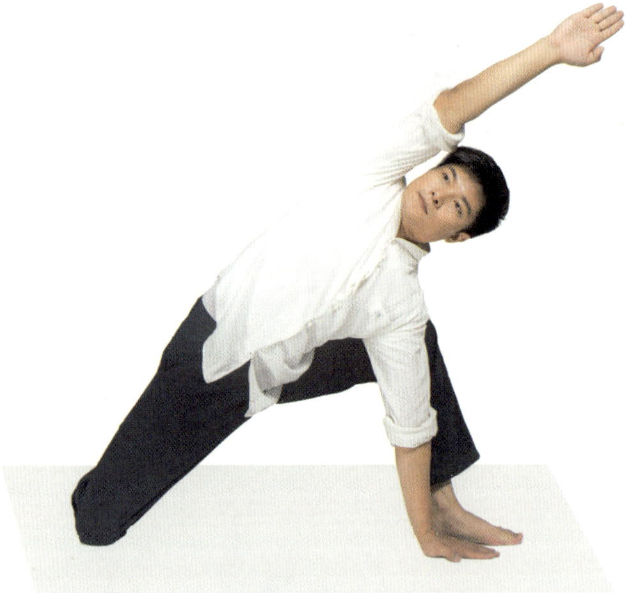

侧展通肠式（左）

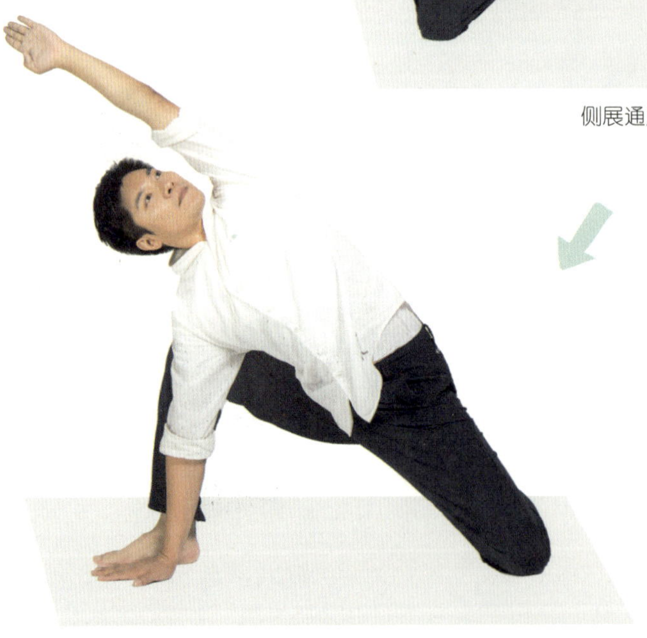

侧展通肠式（右）

第七章

场景化瑜伽

元瑜伽
YUAN YOGA

等公交时

有一种孤独，是我等不来公交车。何以解闷？练下面这个提踵幻椅式动作吧。

动作：将双脚打开与肩同宽，身体各部位保持山式站立的状态，吸气时提起足跟，充分向上延展，保持脚尖的稳定与平衡。再次吸气时将腿伸直，呼气时，脚跟下落。如此反复循环练习。

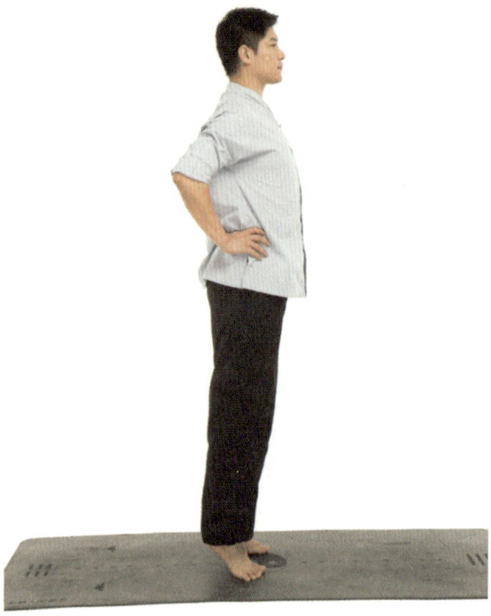

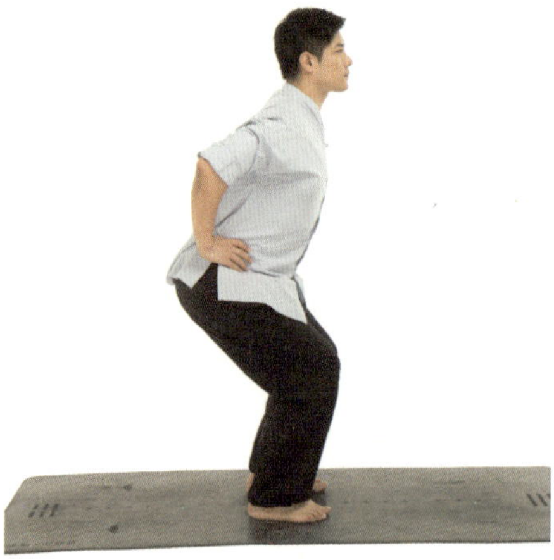

等飞机前

上飞机之前，我都会预见到身体两个部位最疲劳，那就是得不到伸展的腰和腿，所以每次在等飞机时我都会做以下动作以放松腰和腿。

动作：坐在候机厅的椅子上，使臀部坐在椅子的三分之一处，伸直双腿，回勾脚尖，伸展脊椎去抓握前脚掌，以伸展和放松腰背及腿后侧。

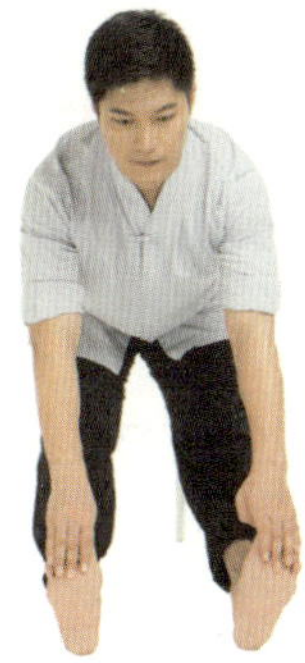

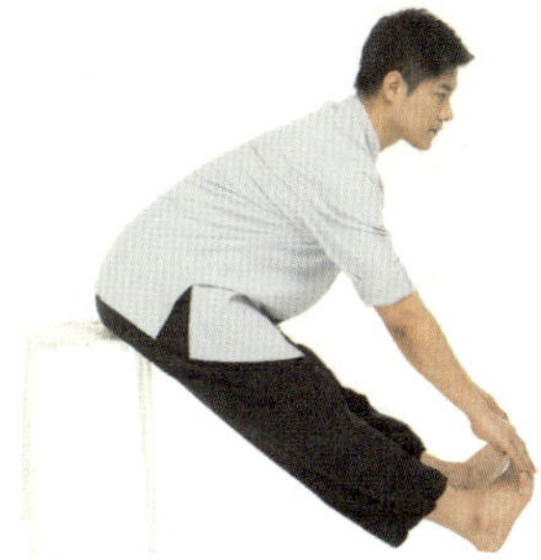

乘飞机时

在飞机上，胳膊还能舒展一下，腰和腿却表示“无法接受”，尤其是在时间较长的旅途中，经常会感到腰腿酸累，因此下飞机前，做做以下这个动作，可助你满血复活。

动作：先让背部离开靠背，让脊椎竖直，然后双手合掌并十指交叉抓握向上推。同时将足尖勾起，脚趾充分张开，只以足跟触地。深吸气，呼气时身体向左侧充分扭转；吸气回正，呼气时身体向右侧充分扭转。一左一右为一次，反复练习3～5次。

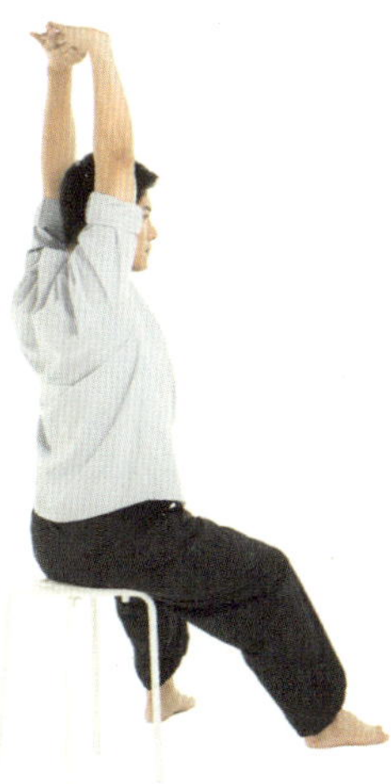

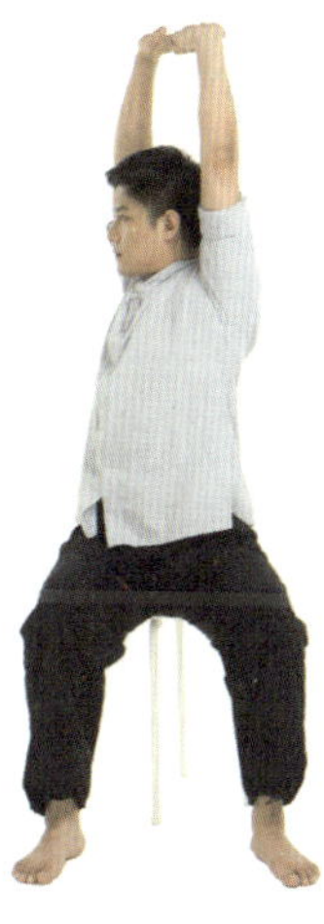

看手机累时

现在的生活中，最缺少不了的就是手机，很多人因此成了低头族。既然戒不掉，那我们就换个方式看手机，来练练下面这个“人肉支架式”动作吧。

动作：不管是在站立中还是在坐立中，双手在两侧举起，弯曲手臂，让大小臂之间呈90度角，肘与肩平，然后以左手握住手机，保持这个姿势刷手机3~5分钟。再换到另一只手做同样练习。这个动作既让你刷了手机，也锻炼到了肩颈。

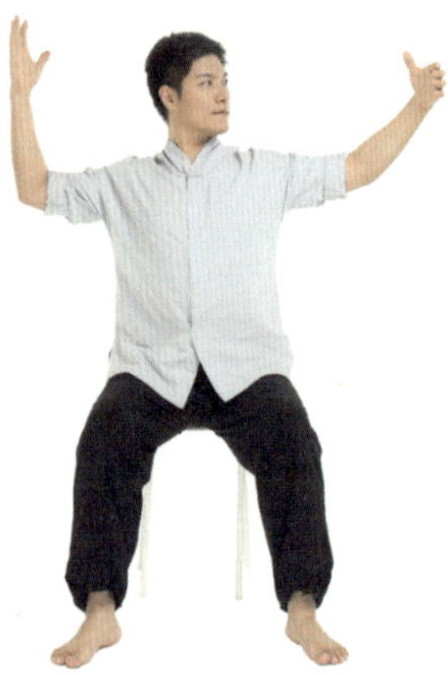

躺床刷剧时

日常生活中的你是否总是喜欢躺在床上刷剧？我猜你多半是靠在床头，蜷缩着身体，每次看完总觉得颈椎、腰椎酸酸胀胀的。好的习惯是要一步步养成的，下面这几个动作可以教你更健康地在床上刷剧。

仰卧三式

仰卧侧扭转式：平躺于床上，双手直臂举起手机，抬起双脚并弯曲，让双脚倒向左侧床面，感受腰背的伸展。

注意两肩要贴合床面，保持1～3分钟后再换到另一侧做同样练习。注意不要让手机滑落砸到自己，下同。

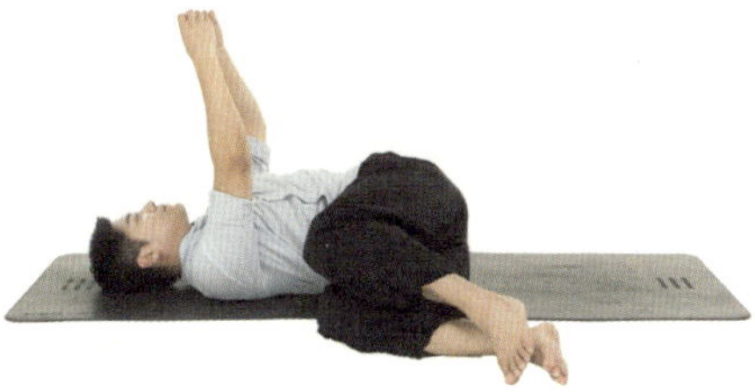

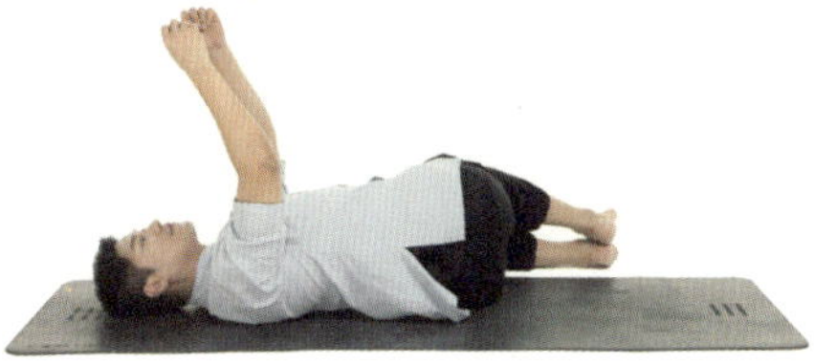

束角仰卧式：仰卧于床上，直臂举起手机，双腿弯曲足心相对，膝关节向两侧展开，在腰背部垫一个枕头作支撑。柔韧性好的同学可直接将膝关节放平于床面，而感觉吃力的同学可以在双边膝关节下方各垫一个枕头作支撑，保持3～5分钟。

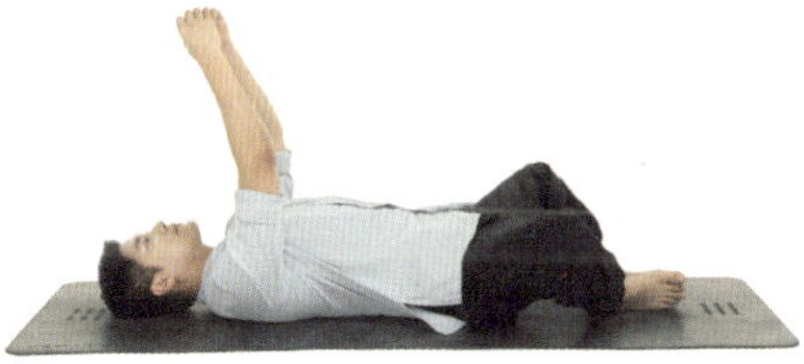

简易倒箭式：平躺于床上，腰骶部下方可垫一薄枕或泡沫轴，双腿并拢举起向上，足尖回勾，脚心蹬向天花板，直臂举起手机，视线与屏幕垂直。

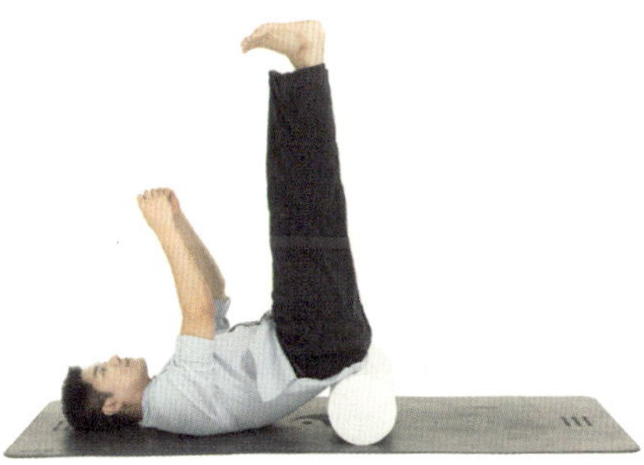

俯卧三式

鳄鱼趴：俯卧于床上，两手肘支撑床面，保持手肘与床面垂直，双手握住手机。注意上背部保持伸展，不要低头。保持1～3分钟。

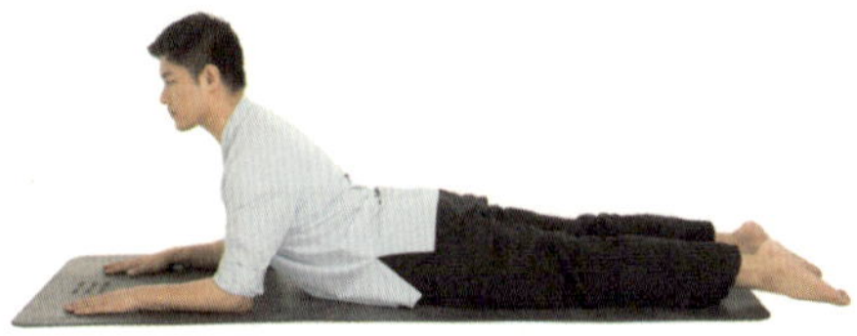

婴儿趴：在鳄鱼趴的基础上，双手于身体两侧撑起身体，保持大腿与床面垂直，髋部固定不动，放松腰背，让手臂充分向前伸直，双手握住手机，让胸腔下沉，去接触床面，保持3～5分钟。

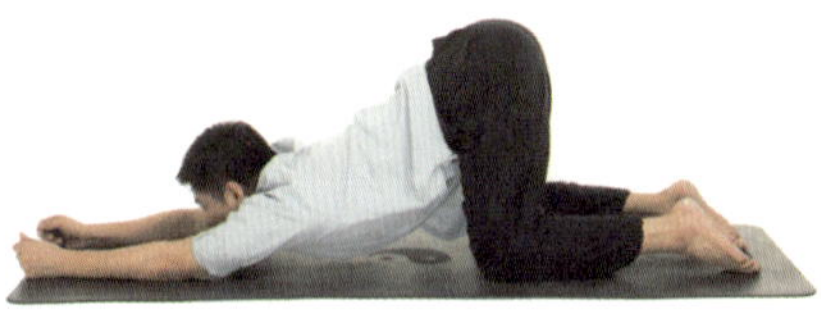

青蛙趴：在婴儿趴的基础上，手臂撑起身体，将膝盖向两侧打开，保持髋与膝关节在同一条直线上，两个小腿保持平行，脚尖向外，保持回勾，双手弯曲握住手机，小臂撑在床面上，眼睛注视手机，保持3～5分钟。

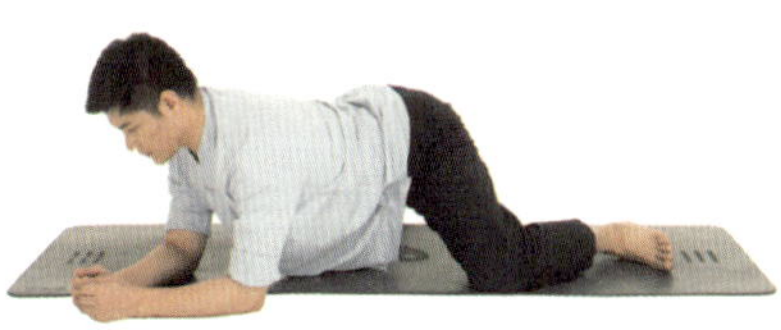

窝沙发追剧时

你在沙发上会做什么呢？可能大多数人会是追剧吧。我猜在沙发上追剧的你不是“葛优瘫”就是“贵妃躺”。试试以瑜伽的姿势来追剧吧，让身体零负担，越追剧越瘦。

普通追剧式

坐在沙发上，重心稍往前不要后靠，脊椎竖直，先提起右腿，将脚跟踩于沙发边缘，双手抱住膝关节，使大腿充分贴靠于腹部，保持3～5分钟。再换另一只腿做同样练习。这个动作可以很好地按摩腹部，以消除腹胀、缓解腰背紧张。

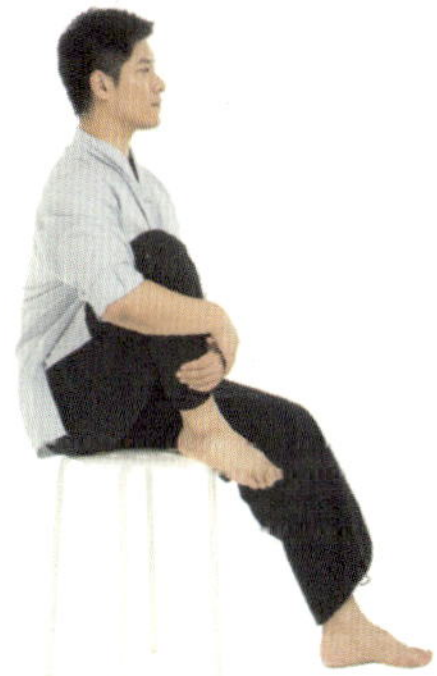

沙发瘫手机追剧式

别再“葛优瘫”去伤脊椎了，同样是手机追剧，那就来个沙发瑜伽吧，既不伤颈椎还能缓解腰背紧张、酸累。首先坐于地板上，可垫一薄垫子，背部靠于沙发，举起双手带动身体后仰，头部贴合于沙发面，双手握住手机悬于正上方。注意保持适当距离，并注意不要让手机掉落砸到自己。

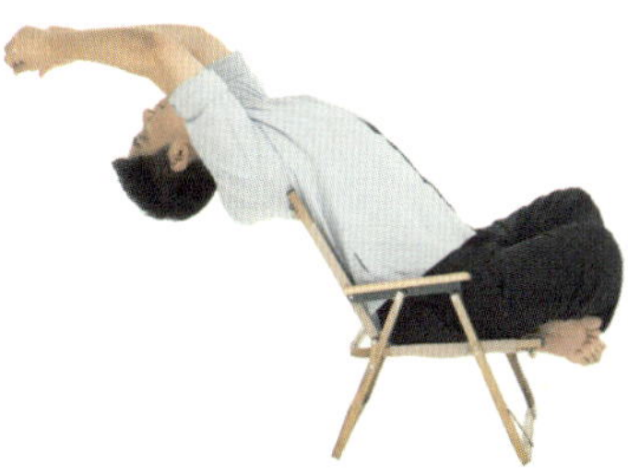

沙发开肩追剧式

手机放于沙发前的地面上，并让自己跪立于地面上，可以垫一厚垫子。身体面向沙发，将两手肘搭靠于沙发面上，小臂弯曲，双手合掌，两肘分开与肩同宽，让肩向下压至大臂与肩背呈一条直线，两大腿与地面垂直，使手机刚好在视线正下方。保持3～5分钟为一组，可以连做3组。这个动作可以帮助我们打开肩关节，缓解肩颈疲劳，塑造手臂线条，消减“拜拜肉”。

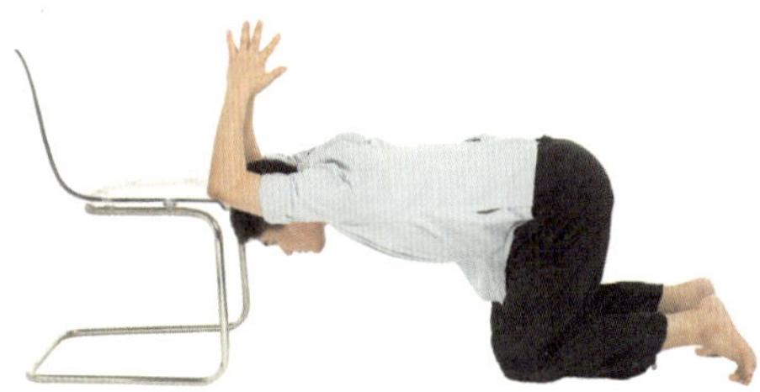

在办公室工作累时

除了家里，办公室可能就是我们生活中待的时间最长的地方了，所以快来学习这套办公室减压瑜伽吧，累了就随时练一练，让自己满血复活、元气满满。

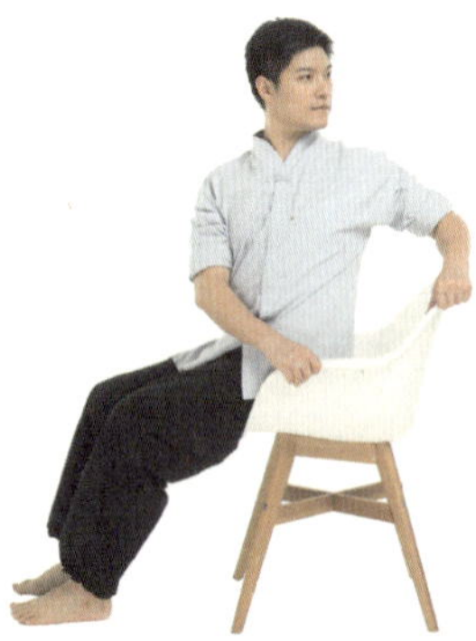

腰背减压

坐位扭转式：坐于办公椅的前三分之一处，保持脊椎竖直，让身体首先向左侧扭转，双手顺势搭在椅背扶手上，让肩自然下沉，感受脊椎的扭转，面部转向左后方，保持1～3分钟，然后换另一侧做同样练习。这个动作可以针对性的舒展到腰背部肌群，从而缓解腰背的酸痛。

臀腿减压

单盘前屈式：坐于办公椅的前三分之一处，先将左腿弯曲抬起，并盘于右大腿上，再让左膝关节下压，直至小腿与地面平行。如果感觉紧张，就停留在这里；如果感觉还轻松，可以前屈身体向下，双手放于地面。保持1～3分钟，然后换另一只腿做同样练习。这个动作可以有效地缓解因为久坐而导致的坐骨疼痛、腿部酸累。

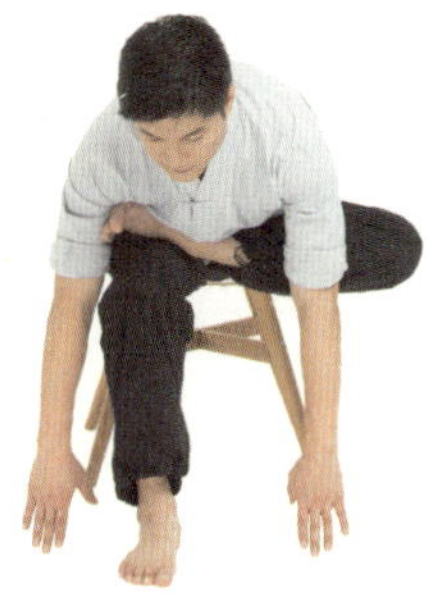

眼睛减压

办公室工作除让人腰背臀腿容易酸累之外，眼睛也是最容易疲劳的，所以我们也要好好保养眼睛。首先，我们先来了解一个手型，即双手手指弯曲握成拳，捏住无名指根部，这叫擀拳。然后将两拳收于两肋处，拳心向上，左拳向前推出至手臂伸直。

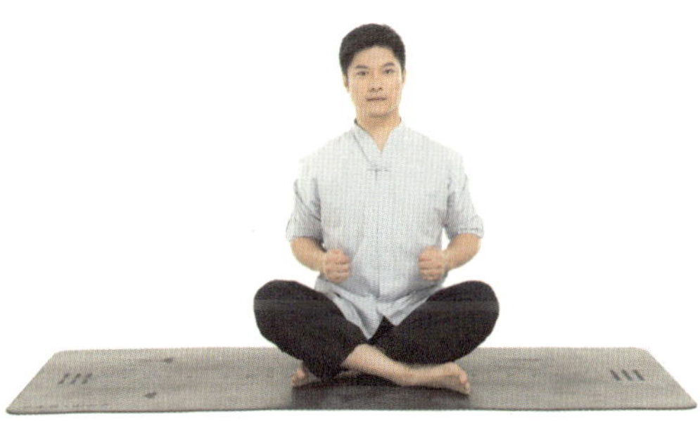

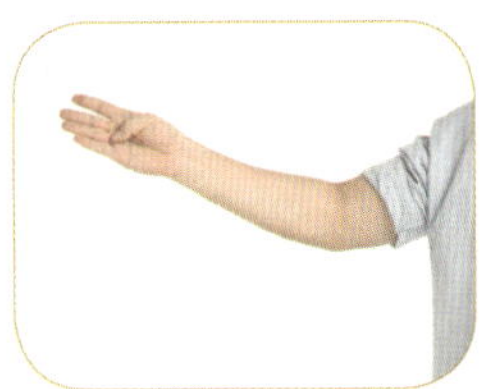

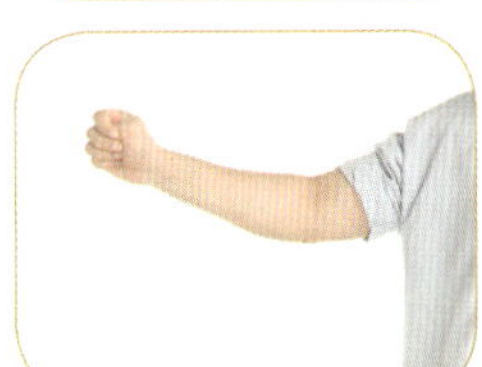

在拳头推出的过程中，眼睛始终注视拳眼位置，且要越睁越大，呈瞪眼的状态，这叫瞪视。左侧做完动作收回换右侧做同样练习。在传统的瑜伽练习中，这个撺拳怒目的动作可以增气力、提精神，对眼睛也是一个很好的锻炼，每次工作时感觉眼睛累了，不妨来练一练。

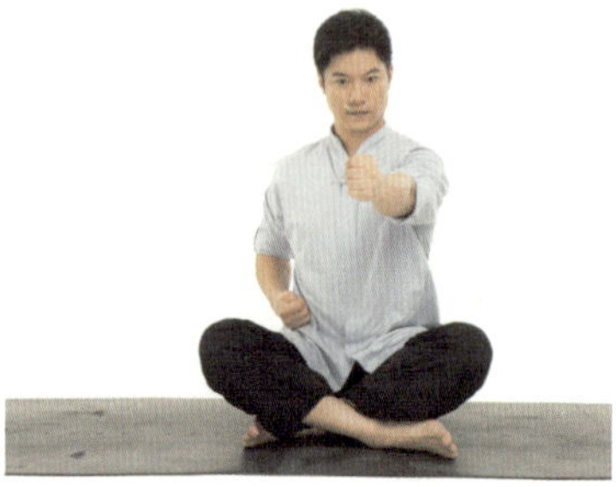

饭前

吃饭前你会做什么呢？摩拳擦掌等着美味上桌是吗？瑜伽高手是绝不会浪费时间的，与其空等，不如来一招——调理脾胃需单举。这个瑜伽动作既简单又可以牵拉腹腔，促进消化。只有吃得香，消化得好，才不会辜负美食。

坐于椅子前三分之一处，背部伸直，双手呈抱球状，吸气时将左手转掌心向上，推向天空，同时右手转掌心向下推向地面，当双手上下推到极致时，同时向后伸展一点；呼气时双手还原至抱球动作，再次吸气时双手换反方向练习。一左一右为一次，做9次。

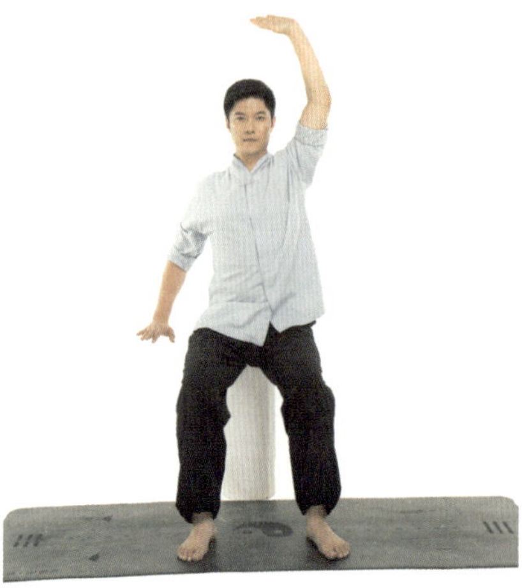

饭后

老话说：饭后百步走，活到九十九。但其实在刚吃饱时不建议马上去走，可先静坐一会儿，所以此时推荐你做一个瑜伽金刚坐，这样可以很好地放松身心，同时也可以帮助消化。尤其是在吃得较多、感觉撑胀感较强时，不妨来试试这个瑜伽金刚坐。

双腿并拢，跪坐于沙发或垫子上，脚背压平，臀部坐于脚跟上，脊椎竖直，下颚内收，两手持定印，静坐5～10分钟。

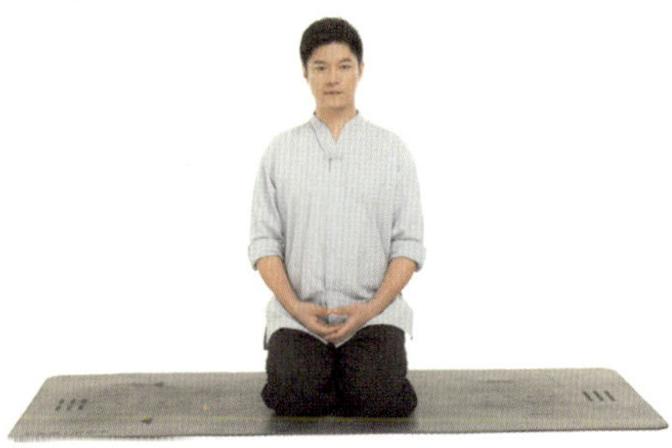

起床后

一天之计在于晨。早上起床后最怕没精神，因此起床时不妨试试这个动作，让自己 键开启活力模式。

躺在床上，睁开眼睛，当你想起床时，首先将手臂上举过头，然后脚背平伸并绷直，同时把手指和脚趾充分张开，让全身有伸展的感觉。保持半分钟到一分钟。这个动作就好像人在疲乏的时候来伸一个大大的懒腰，可以唤醒我们沉睡的身体。

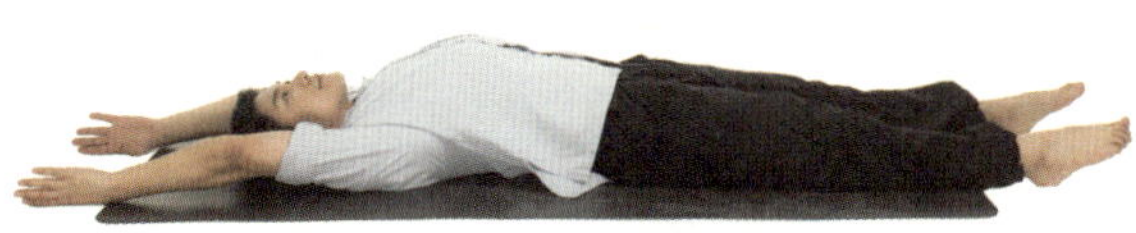

睡觉前

一天中最幸福的事莫过于躺床上睡觉了，但一天中最烦恼的事莫过于躺在床上睡不着。睡不着时，先别焦躁，不如来个养元卧式，这是元瑜伽中非常经典的休息术姿势。

让我们仰卧于床面，双脚分开与肩同宽，保持周身放松。两手中指相对，轻放于肚脐处，手掌自然放在肚脐的两侧，两肘和两肩垂贴于床面，并在这个状态下做腹式呼吸，直至入睡。

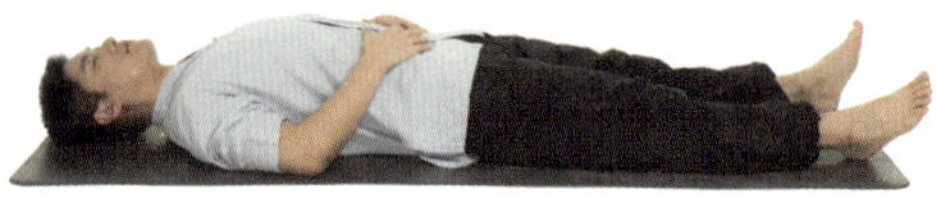

做家务后

家务是生活中不可或缺的一部分，是否每次做完家务会感到身体僵硬、腰酸背痛呢？以后做家务累了记得用下面这个动作缓解疲劳，它可以借助我们面前的洗碗台或餐桌完成，只要它足够稳定和结实。

双手扶在台面或桌面上，两脚后撤的同时肩向后压，直至背部与地面平行。注意双脚打开与肩同宽，眼睛看向地面，每一次呼气时肩背轻微下压，并保持背部的平直。注意不要耸肩和塌腰。这样反复10～20次呼吸。

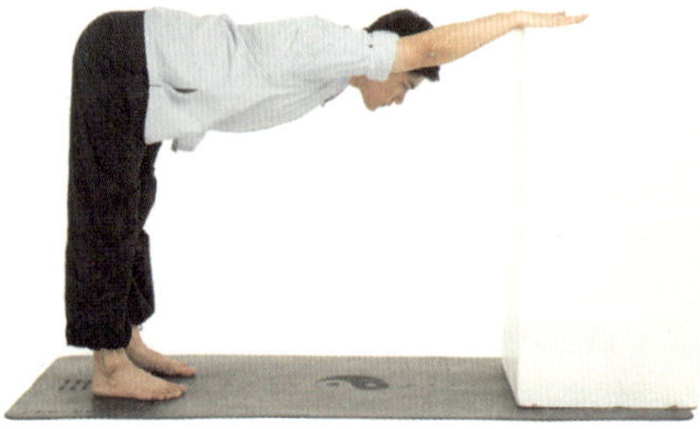

第八章

元瑜伽情绪调摄法

元瑜伽打开四式

心有千千结则身有千千结，身心是一个整体，相互影响。喜伤心，怒伤肝，思伤脾，忧伤肺，恐伤肾，而身体上的不适、瘀堵也常会影响到心情，导致紧张、焦躁等。尤其是现在的工作环境大家都是以坐为主，动得少，则瘀堵更甚。既然心结难解，那就先从身体的层面打开吧。下面分享给大家一套元瑜伽的打开四式动作，让身体在打开的过程中得到舒展与放松，以拯救各种不开心。

蹲式

- 取蹲立体式，双脚打开尽量与肩同宽，脚尖向外呈45度打开。
- 双手合掌以肘关节顶住两侧膝关节并向外撑开。
- 伸展脊椎，打开胸腔，注意不要拱背，保持1～3分钟。

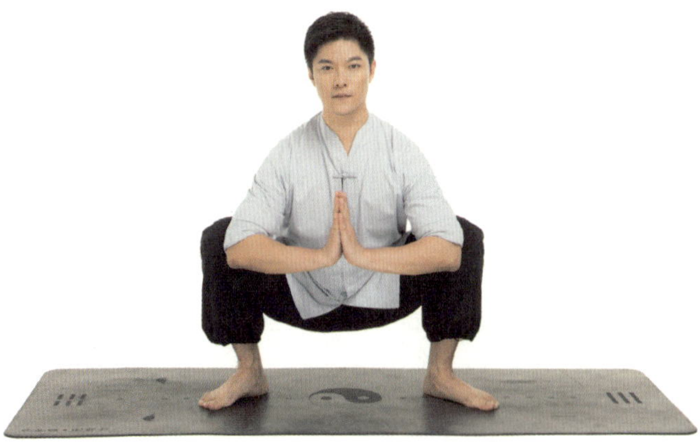

侠客蹲式

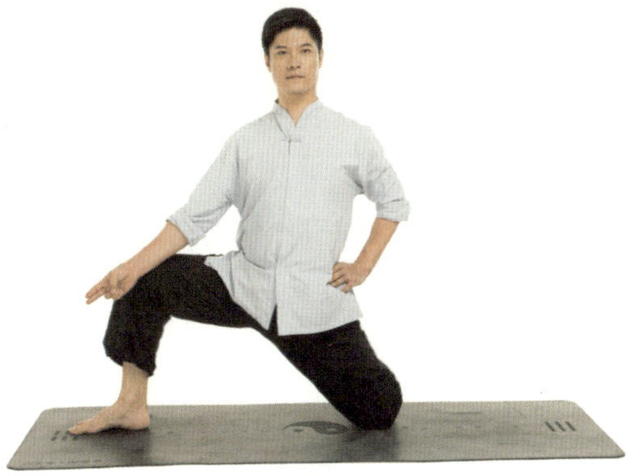

• 取跪立姿势，即先将左脚跪于地面，再将右脚向右侧迈开一步，脚尖指向右侧，骨盆调整向身体正前侧，左手叉腰。

• 右手无名指和小指弯曲，拇指压住二指指尖，呈剑指状态，并以右手腕顶在左膝内侧，使其不要内扣，同时保持骨盆的稳定且臀部下压，延展脊椎向上，保持1～3分钟，然后换另一侧做同样练习。

骑马开怀式

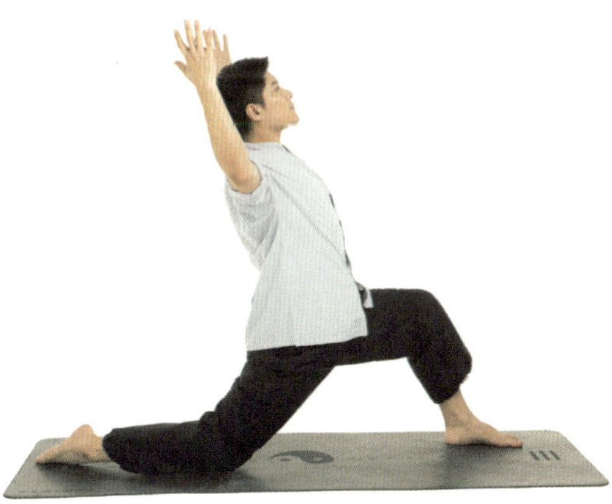

• 取跪立姿势，即先将右脚跪于地面，再将左脚向前跨出，骨盆调正向前，髋关节下压，脊椎延展向上。

• 双手于两侧打开，手肘弯曲呈90度角。

• 两肩后展下沉，眼睛注视正前方，左腿膝盖弯曲，不要超过脚踝，大腿尽量与地面平行，保持1～3分钟，然后换另一侧做同样练习。

骑马回望式

- 取跪立姿势，即先将右脚跪于地面，再将左脚向前跨出，骨盆调正向前，髋关节下压，并俯身前压。
- 将右手放在左脚内侧，撑住地面，身体向左上方扭转，眼睛注视左后方。
- 左手扶住髋部，两肩自然后展，保持1～3分钟，然后换另一侧做同样练习。

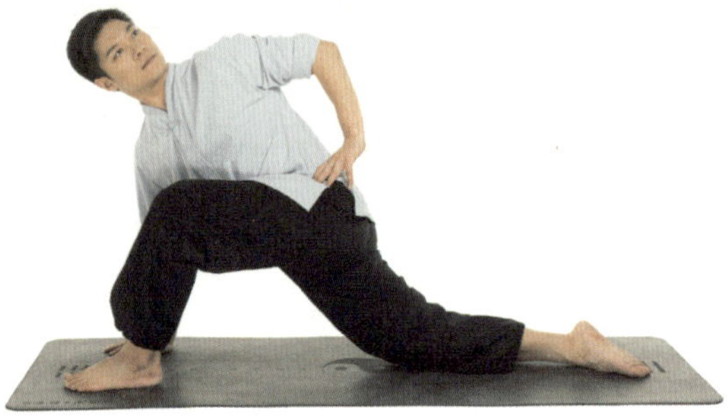

呼吸和情绪的关系

我们在紧张、焦虑的时候，呼吸一般是快而短促的。但是，当我们在特别专注、安静的状态下时，呼吸的节奏是舒缓的。当我们在做特别需要集中注意力的事情时，比方说穿针引线，我们甚至是屏住呼吸的，这就是呼吸与身心的联系。

在瑜伽中，呼吸介于身和心之间，是一个枢纽。

大家是不是也体验过在特别紧张的时候，会想到要来一次深呼吸呢？

但是，除此以外，有没有更加细致和应对不同情绪的呼吸法呢？今天给大家分享一种元瑜伽独有的情绪调理术——六字诀呼吸法。它的口诀如下：

春嘘明目夏呵心，秋呬冬吹肺肾宁。
四季常呼脾化食，三焦嘻出热难停。
发宜常梳气宜敛，齿宜数叩津宜咽。
子欲不死修昆仑，双手摩擦常在面。

严格来说，按照古人的观点，它可叫吐纳法，既有吐故纳新之意。

不同的吐纳方法可应对最常见的情绪类型，我们先来认识一下情绪。在古老的中医理论中，导致人生病的一个关键原因便是七情内伤。七情分别是喜、怒、忧、思、悲、恐、惊。《黄帝内经》认为，喜伤心，怒伤肝，忧伤肺，思伤脾，恐伤肾。当我们过度沉浸在一种情绪之中时，便会使相应的内脏受到相应的伤害。

因此，不管是站在瑜伽角度还是中医角度，我们都应该去理解这种状态。情绪往往与生理有关，不太可控。既然我们认识到它与生理有关，那它应该是可以通过调理来改善的，而六字诀呼吸法就是这么一个实用的方法。

呵字诀

呵以入心去心火。呵其实是笑的声音。我们常说要笑呵呵，但是人不开心的时候是很难笑出来的。呵字诀能入心经泻心火。心火大常表现为烦闷急躁，所以在不开心时记得主动地“呵—呵”。

方法很简单，即让我们练习一下舒心式：双手打开，十指交叉抓握放于颈后，肘关节向后两侧打开，脊椎竖直。然后以鼻做深长的吸气，再微张嘴巴，嘴角向两侧张开，微微上扬，呈微笑状，最后让嘴巴以“呵”的气声吐出内在的浊气。连续做6～9次。

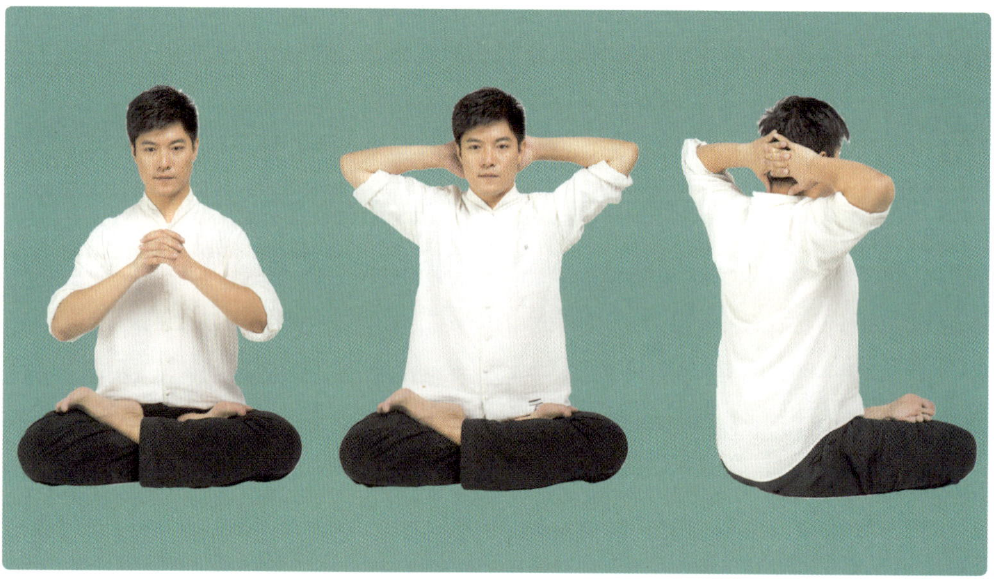

最佳练习时辰：午时。

应用场景：不开心时，烦闷时，急躁时，心神不宁时，心烦失眠时。

嘘字诀

嘘以入肝，清肝火。日常中。大家经常会形容一个暴脾气的人为肝火太旺，可见肝气的舒畅对于情绪的影响至深。由肝火引发的暴脾气主要有以下两种。

一是无名火，即没有名头就爆发一顿脾气。

二是易激动，即脾气一上来，暴躁难以克制。

除此以外，还有一种情况叫作肝郁，其表现为莫名悲伤、爱叹气、爱生闷气。这些都是嘘字诀可应对的范围。下面让我们试试坐角式。

以坐角式坐于地面，两脚伸直打开，呈90度角。背部伸直，双手放于两腿中间的地面上。吸气时，伸展背部脊椎，双唇微微合在一起，上下牙齿间留一条小细缝。呼气时，发出“嘘”的气声，同时配合身体下压，感受两腿内侧（这里是肝经循行的位置）的拉伸感，感觉适度即可，不要过于强烈。反复练习6~9次。

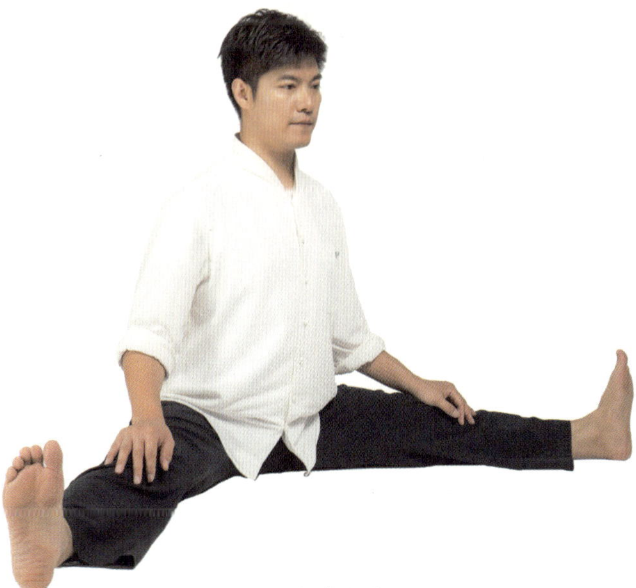

坐角式（1）

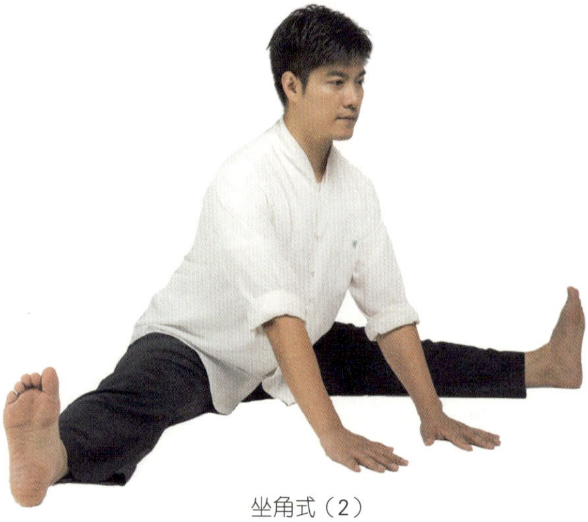

坐角式（2）

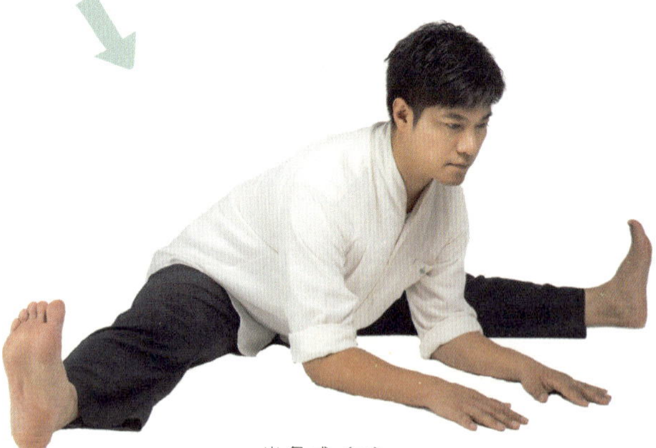

坐角式（3）

最佳练习时段：睡前。

应用场景：想发脾气前，发过脾气后，感觉受气时，发现自己爱叹气时，莫名悲伤时。

呼字诀

呼以入脾，清脾胃热。大家有没有注意到我们平时在吃到烫的食物时，会本能地会发出“呼呼”的声音，这其实就是为了清理出自脾胃的热气。

脾胃热重的话，会引发口气重、牙痛、精神不集中、心烦意乱，这种情况可用呼字诀应对。下面让我们试试骑马式。

取跪立姿势，即先将右脚跪于地面，再将左脚向前伸出，骨盆调整向前。双手扶于左膝上，吸气时髋部放松，呼气时髋部下沉，发出“呼”的气声。一呼一吸为一次，左右两侧各做6次。

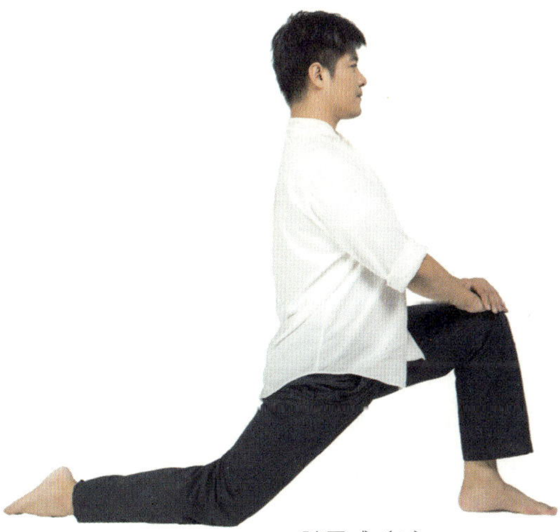

骑马式（1）

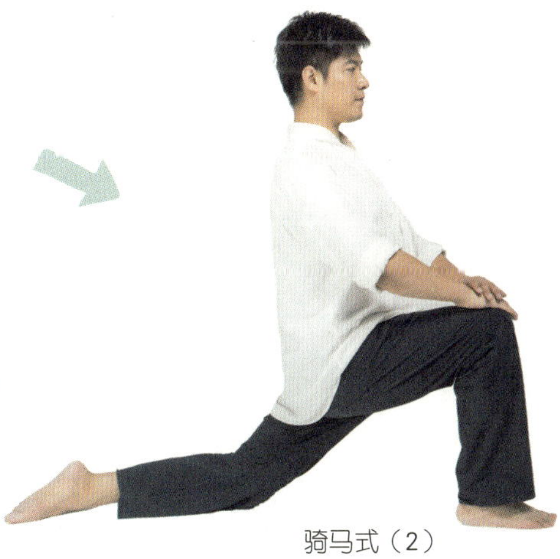

骑马式（2）

最佳练习时段：9:00—11:00。

应用场景：发现自己口气重时，思虑多、头脑混乱时，消谷善饥（食量大，容易饿）时。

呬字诀

呬以入肺，清肺火。肺对应着忧郁、忧虑的情绪，也多表现为多愁善感、情绪低落，偏于消极。尤其是一到秋天，容易触景伤情，所以古有悲秋的说法。

这种情况需要宣发肺气、清理肺火，可以用呬字诀应对。下面我们可以试试展肩式。

我们面对一面墙壁，先以左手扶住墙壁，身体向右后方转。转到肩臂有拉伸感即可，不要过度。胸部到手部是肺经的循行路线，这样可保持对肺经的刺激。然后以鼻吸足气以后，轻启嘴唇，牙齿相扣，让气从齿缝中呼出，以发出“呬”的气声。做3～6次，之后换另一侧做同样练习。这是清凉式的呼吸法，应对秋燥和肺热是极好的。当感觉到烦闷时，也可以做一做，会顿觉清凉。

最佳练习时段：5:00—6:00或晚上睡前。

应用场景：口鼻发干时，咽喉肿痛时，忧虑时，自感消极惆怅时。

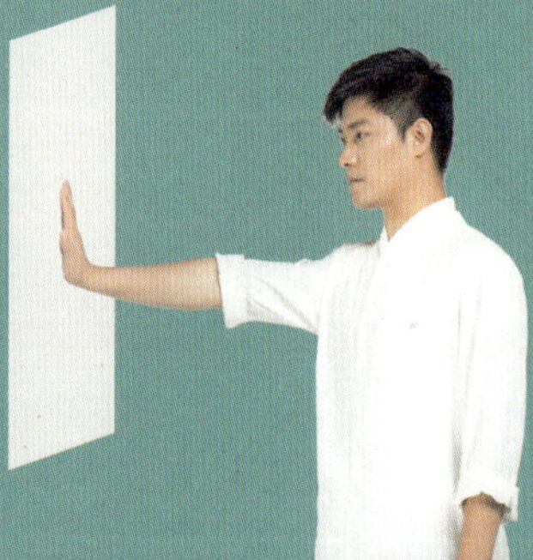

展肩式（1）

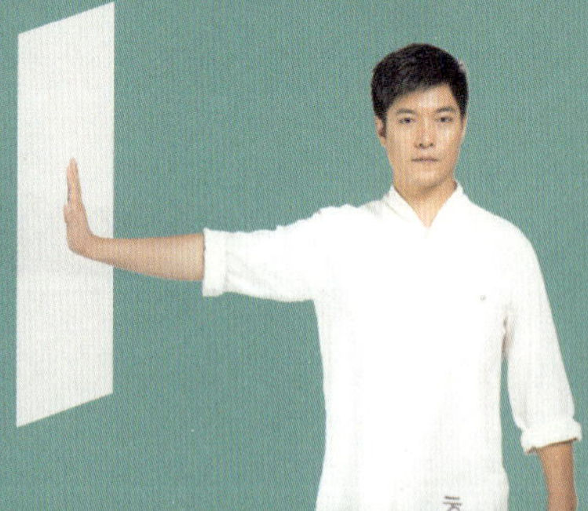

展肩式（2）

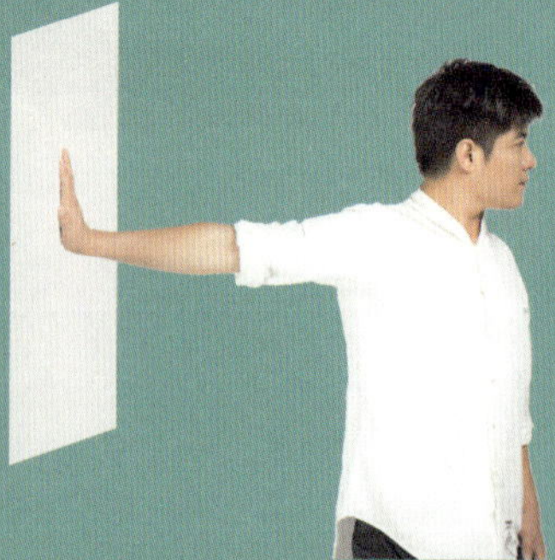

展肩式（3）

嘻字诀

嘻以入三焦。三焦经也是经络里的重要角色。如果三焦经不通畅，易引发眩晕、耳鸣、胸闷等情况。

在情绪上，经常烦躁、心神不宁的，可用嘻字诀应对。三焦式可以配合嘻字诀，特别适合在睡前练习，以缓解一天的身体疲劳和舒缓一天的心理压力。

让我们仰卧于床面上，两手平展于两侧，掌心向上，将双足抬起。双腿弯曲，慢慢倒向左侧。如果身体紧张的话，可以在膝关节下面垫一个枕头用于支撑。然后以左手压住右膝关节，面向天花板的方向。吸足气以后，发出“嘻”的气声。做6次，之后换另一侧做同样练习。

最佳练习时段：21:00—23:00。

应用场景：身心疲惫时，压力大时，焦虑烦闷时。

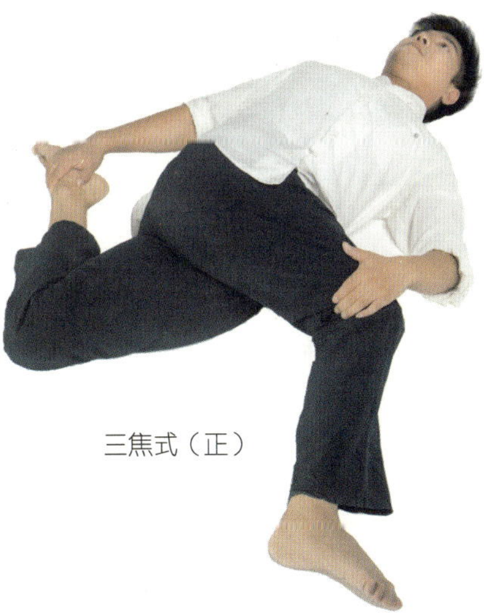

三焦式（正）

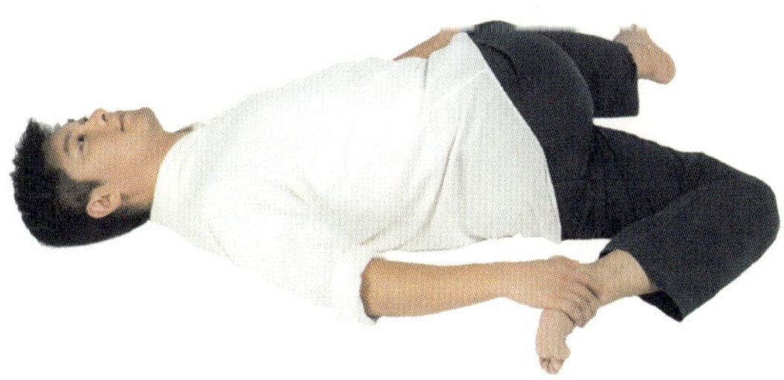

三焦式（背）

吹字诀

吹以入肾，可补肾气。肾对应着惊恐等情绪。

尤其是一到冬天，天气寒冷，气温下降，肾气不足的表现会越发明显。建议这类朋友多做吹字诀的练习。

可以以束角式开启练习。让我们坐于地面，两脚心相对，肾经从足心的涌泉穴起，循行于腿内侧，所以我们将两膝关节向外侧打开，让足根充分地向内收，靠近会阴。两手十指交叉，抓握住双足前脚掌的位置。身体轻微向前压，感受到两腿内侧有拉伸感，但不要过度，然后在这个基础上做吹字诀。

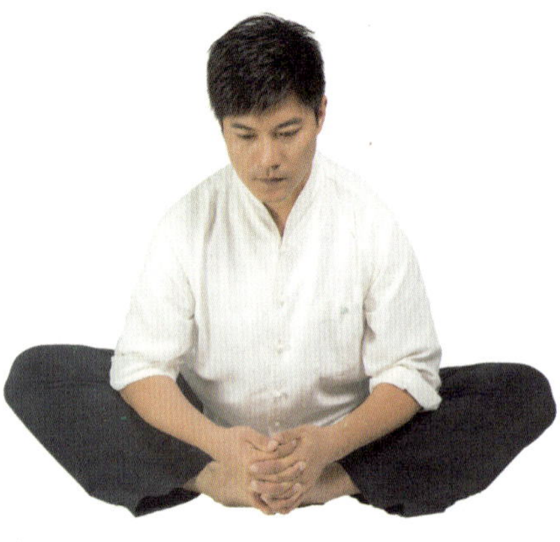

束角式（正）

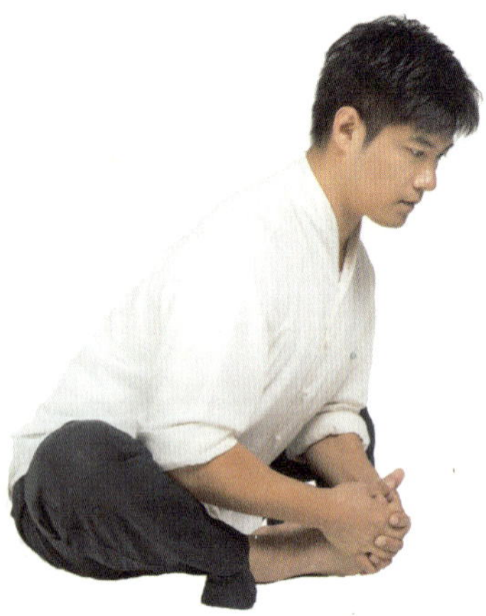

束角式（侧）

吹字诀的呼吸方法与其他的不同，用的不是气声而是实际吹的发声，因为现实中我们难以发出“吹”的气声，不信大家可以试验一下。

这是肾气宜补不宜泻的缘故。我们可以在吸足气以后，发出“吹”的声音去体会腰背的轻微振动。吹字发声较低沉，从咽喉的下部分发声。反复练习6～9次。

最佳练习时段：17:00—19:00或者晚上睡前。

应用场景：做噩梦之后，受到惊吓时，腰腿酸软时，耳鸣时。

鲜花调息法

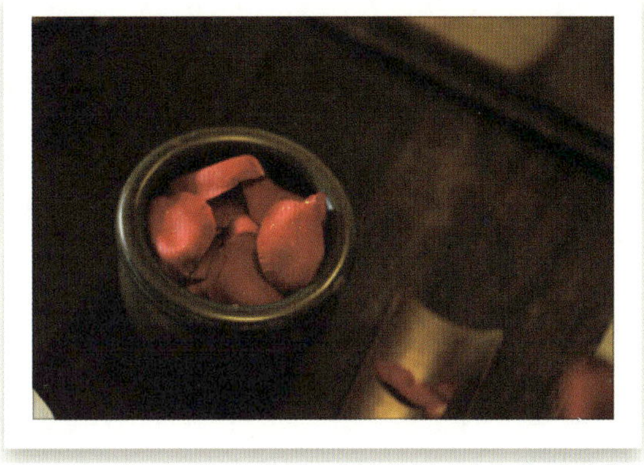

前面讲到了瑜伽里非常重视呼吸法的练习，在这里教给大家一种元瑜伽另一种比较独特的呼吸法——鲜花调息法。

生活中，我们可以在居室内插些鲜花，一来装饰生活，二来给我们的呼吸法营造一个良好的呼吸氛围。花朵原本就有理气、静心的功效，我们可在早晨或睡前，信手拈起一支花凑在鼻前，顺便再做做鲜花调息法了。

具体方法：以盘坐、正坐或跪坐的体式，保持身体中正并放松，闭目凝神，先做腹式呼吸5～10次，让心安静。然后拈起一支花置于鼻端，做深吸气。吸气时尽量让气息延长、细缓，让花朵的香气与空气徐徐进入鼻腔。吸足气以后，稍微屏住呼吸3～5秒钟，让香气在鼻腔内回旋。然后面部转向右侧，轻微低头，将气呼出。这便完成了一遍鲜花调息法。

鲜花调息法以呼吸的作用，结合鲜花的芳香疗愈之力，可起到调理身心的效果。

认真地做几次这样的练习，好好记住这种感觉。生活中不可能随处有鲜花，但当我们一闭上眼睛，想起这种感觉，仿佛那股花香就会扑鼻而来。

冥想

什么是冥想?

冥想是瑜伽的一个重要组成部分，可以理解为心灵的瑜伽，字面意思为：冥是冥灭，想是念头。瑜伽练习者往往通过冥想来制服杂念，平静内心。

冥想对于瑜伽体式的练习至关重要，通过冥想能实现身心的放松和感知自己的身体，专注于当下的练习。

然而，严格来说，在瑜伽的次第练习中，体式法、呼吸法都是为冥想来做准备的。通过体式的练习，让身体放松、柔软、健康；通过呼吸的练习，让内在之气舒缓、深长，从而进入到专注的冥想之中。

对于今天的生活与工作环境来说，冥想是一门非常好的减压技术，它可以让我们从繁忙与烦乱的状态之中把心抽离出来，给自己一个安静的机会。当我们的情绪在波动、心在烦乱的时候，就如湖面在不断地泛起波澜，可能会让我们看不清事物的本质，从而做出不恰当的选择或决定。

冥想便是止息这种心灵波动的方法。当心如止水，自然就可以像通过平静的湖面见到湖底一样，很多答案会自动浮现出来。这与东方禅学中的通过禅定来明心见性是同样的道理。

冥想的起源

很多人认为冥想就是那个大家都熟悉的画面：两腿盘坐，双手结印，眼睛微闭。但确切来说，那只是冥想的一个姿势而已，但也确实是公认的冥想最优姿势之一。

目前，世界上可以追溯到最早的冥想证据是在公元前5000年至前3500年的印度河流域的壁画中，其有双腿交叉盘坐、双手放在膝盖上、闭目凝神的人的形象；冥想有文字记载的最早出处是公元前1500 年至前600年左右问世的古印度《吠陀经》。而在公元前300 年左右，印度圣哲帕坦伽利整理编写的《瑜伽经》则系统梳理了瑜伽冥想的次第与方法。

冥想的方法

冥想有多种方法，有通过专注于呼吸的数息法，也有通过念诵与唱诵的语音冥想，还有在内心营造美好环境的意境冥想，等等。

在瑜伽课堂中，经常应用到的多是意境冥想，大家通过瑜伽老师的冥想词所描绘出的美丽画面，调动五官的内在感受，让眼能观到、鼻能嗅到、耳能听到、身能触到，仿佛身临其境，实现内心的放松与专注，受到比较多的初学者的喜爱与欢迎。

什么是冥想

冥想的起源

冥想的方法（一）
意境冥想

冥想的方法（二）
大海冥想的引领音频

茶道与瑜伽

茶能静心，和瑜伽有异曲同工之效。茶的静心作用，既来自心理又来自生理。古代医学家李时珍曾讲到，茶味苦，性寒，最降心火。古代禅宗也有喝茶的典故，禅宗的修行也重视喝茶，所以留下了《七碗茶诗》的禅修方法。

《七碗茶诗》

卢仝

一碗喉吻润，二碗破孤闷。
三碗搜枯肠，惟有文字五千卷。
四碗发轻汗，平生不平事，尽向毛孔散。
五碗肌骨清，六碗通仙灵。
七碗吃不得也，唯觉两腋习习清风生。

在元瑜伽的练习中，茶是重要的前奏。瑜伽练习时间原本就是一个专属于自己、以慰身心的美好时光。在练习瑜伽之前，先给自己泡上一杯茶。

我们可依照自己的体质与情况来选择适合自己的茶。上午的练习，建议喝一些性质温和、促进消化的茶，例如普洱、乌龙茶等；下午的练习，建议喝一些具有清热、排毒、祛湿之效的茶，例如绿茶、白茶等。

春季瑜伽茶饮

桂花绿茶

茶料：桂花干1～2克、绿茶3克、冰糖少许。

冲泡方法：85度左右的水冲泡，1分钟后即可饮用。

作用：清新口气、提神醒脑、清热解乏。

陈皮菊花茶

茶料：陈皮5克、杭白菊3克、蜂蜜适量。

冲泡方法：开水焖泡陈皮、杭白菊10分钟，兑入蜂蜜1～2勺饮用。

作用：陈皮理气祛湿，杭白菊清肝明目。

夏季瑜伽茶饮

五红茶

茶料：红枣2～3枚，枸杞、桂圆肉、桑葚干各3克，红糖1～2勺。

冲泡方法：一起放入杯中，开水焖泡10分钟即可饮用。

作用：养血安神、提亮肤色。

姜枣茶

茶料：生姜去皮3～4片或干姜1～2克、大枣2枚、红糖1～2勺。

冲泡方法：开水焖泡3分钟。

作用：暖胃驱寒。适合于瑜伽早课前饮用，不建议晚上饮用。

秋季瑜伽茶饮

百合红枣茶

茶料：百合干5克、红枣2～3枚、蜂蜜适量。

冲泡方法：开水焖泡百合、红枣10分钟后兑入蜂蜜。

作用：润肺养气、润泽皮肤。

陈皮白茶饮

茶料：陈皮5克、白茶3～5克。

冲泡方法：开水焖泡3分钟后饮用。

作用：润喉利咽。

冬季瑜伽茶饮

陈皮山楂麦芽茶

茶料：陈皮、山楂干、炒麦芽各5克。

冲泡方法：开水焖泡10分钟即可饮用。

作用：增强脾胃运化，开胃消食。

玫瑰桑葚茶

茶料：桑葚、枸杞子各5克，玫瑰花3克。

冲泡方法：开水焖泡10分钟即可饮用。

作用：舒肝减压。

茶道之四季养生

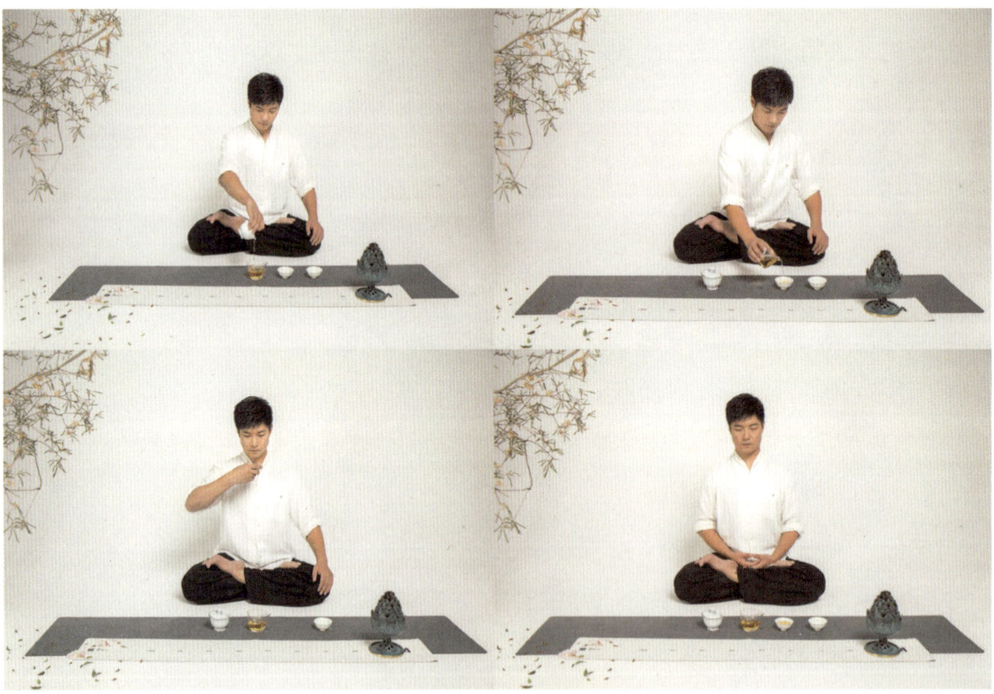

香道与瑜伽

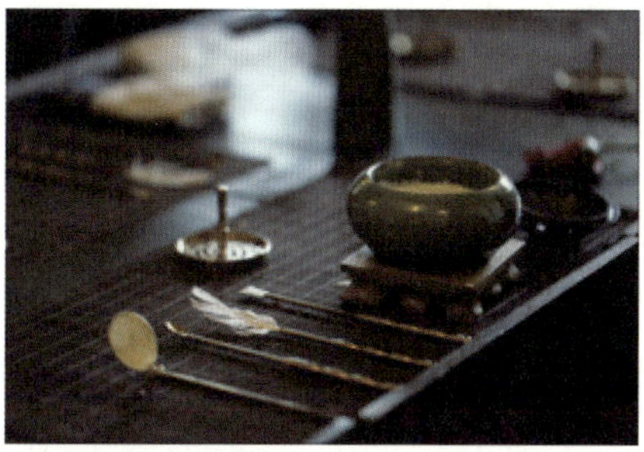

如果说茶与瑜伽是绝佳搭配，那香与瑜伽更是完美融合。

不管是印度的瑜伽还是中国古代的各类文化活动，都少不了香的影子，所以在古代文人看来，焚香、点茶、插花、挂画共为四大雅事。既为雅事，便一定为赏心悦目之事。每当开始瑜伽练习时，喝杯茶，焚支香，铺开瑜伽垫子，待香气旖旎，身心已然调整到最为放松与舒适的状态。香在典籍记载中多为草药，大抵归属为理气药一类。所谓理气，是将体内郁闷、不舒不顺的气机理顺疏通，所以对情绪有一定的改善作用。

古有四大名贵香药，即沉香、檀香、龙涎香、麝香。瑜伽时首选植物类香品，常见的有檀香、沉香、柏香、降真香、艾草香等。

每种香品自身作用不同，性质也不同。可结合瑜伽练习的不同时段选择适宜的香品。例如在早晨可以燃一支檀香或艾草香，这种具有升发之力和温暖之性的香气，有助于一天之中活力的提升；中午可以点一支柏香，它有养心安神之效；夜晚则沉香最为适宜，它有沉心静气、理气化郁之效，有助于瑜伽练习前意识的专注和练习后的身心放松。

春季瑜伽用香建议

一天之际在于晨，一年之计在于春。春天的早晨很适合点一支檀香来搭配瑜伽的练习，也推荐使用具有芳香、开郁作用的玫瑰、栀子花等精油和香品，或者干脆自制一个适合春天随时可以佩戴的纯植物开窍香囊在瑜伽练习时使用。

香囊配料：薄荷5克，白芷、辛夷花各10克。

制作方法：加工成粉末，用小布袋装好收口，随身携带。

夏季瑜伽用香建议

夏季天气炎热，人容易心情烦闷、烦躁失眠，建议首选能沉心静气的沉香或能养心安神的柏香，也推荐在瑜伽垫旁，摆上几盆香草植物，例如薄荷、迷迭香、天竺葵等，既赏心悦目，又能散发出淡淡的植物清香，可以在瑜伽练习中不经意间带来一抹惊喜。

秋季瑜伽用香建议

秋季天气逐渐转凉，逐渐干燥，阳气下降，适宜用一些理气养肺、润燥静心的香品，例如传统经典名香方中的“雪中春信”，可炼蜜制成丸，用精致的镂空小香囊装好，随身携带或在瑜伽前品闻。如果觉得这种香制作起来会有难度的话，也可给自己制作一个比较简单的香囊，例如三花香囊，即取玫瑰花、菊花、茉莉花3种花的干品，找一个小布袋，装好收口，放在两手之间反复揉搓研磨成粗末，使它的香气释放出来即可。

冬季瑜伽用香建议

冬季天冷，寒气较重，适宜用一些阳气值较旺的香品，例如檀香、降真香、艾草香等，比较适合在早晨或上午的瑜伽课程中焚熏使用；或者干脆自己动手制作一个充满浓浓艾草气味的小香囊。

香囊配料：艾草干品10克、陈皮5克。

制作方法：将艾草剪去杂枝，放于两手掌之间反复揉搓，直至变成艾绒；将陈皮捣成粗粒。再将两者放入布袋中收口。时常品闻，可理气解郁、温阳通络。

善于用香的瑜伽人，一定都是深懂悦己之道的人。古人有“岁寒三友”，如今身处都市的我们，也可将香、茶、瑜伽这三友齐聚，这样便不会再觉得人生烦闷枯燥了。

香品分为线香、盘香、塔香、倒流香、篆香等，最常用的是线香。使用线香，需要配置一个小香插，使香直立或倾斜，徐徐燃烧。

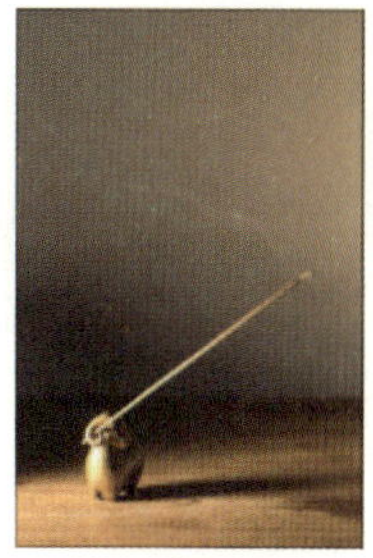
铜小羊香插

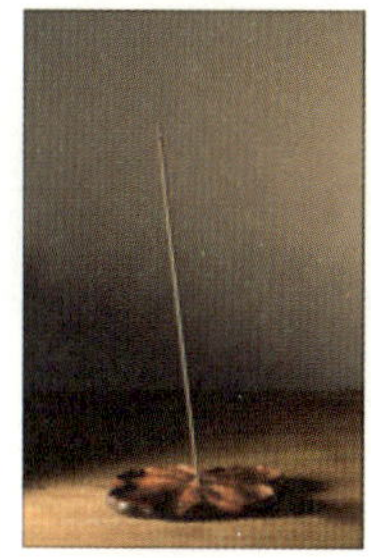
香插板

线香

线香的特点是体型细长，有利于香气缓慢释放，淡雅不呛鼻。一般每支香的长度在20厘米左右，焚烧时间在30～45分钟之间。

盘香

盘香的优势与线香类似，但是焚烧时间会更长一些，一般会燃烧1～2个小时，甚至更长时间，适合练习时间较长的瑜伽大课。使用盘香的话，需配置盘香炉。常见的使用方法有两种，一种是用香插搁置，另一种是现在较常用的隔火棉。

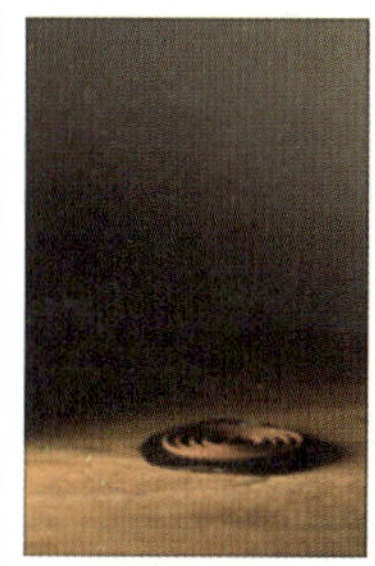
隔火棉与香

塔香

塔香如同一个小圆锥宝塔，因此而得名。因其形状短而粗，有快速分出烟和气味的效果，适合在瑜伽练习之前营造氛围。但因其烟感稍大，建议放置于距离瑜伽垫2～3米的位置。

倒流香

倒流香是一种既能品闻又能观赏的香。它形似塔香，因其底部开有一个通道，点燃后青烟上升，但浊烟灰从通道下降，呈现倒流之象。若配上专用的香炉，观其白烟顺势流动，犹如自然界中的山水瀑布，令人惊喜愉悦。所以，可在瑜伽练习之后或者在瑜伽之前的品茶时段燃上一支作为观赏、休闲。

在元瑜伽中也有专门的香云禅法，即以坐禅观倒流香达到心安定专注的效果。

篆香

篆香较有艺术含量，是在香炉内铺上一层细细的香灰，将香粉以特定的工具压成篆文形状。篆文的图形多是一笔连成，绵延不断。在其一端点燃后，会寻着路线燃烧，直至整盘燃尽。这在古代是比较主流的品香方法。这种方法对于时间、工具和技法都有一定的要求，适合我们拿出一个下午的时光来消遣。

空熏

空熏是隔火空熏，它只是一种用香方法，可以说是最考究的一种用香方法。它不是焚烧香品，而是在香灰中埋置炭火，再在上面放置纯银隔片，然后在隔片内放入香品。这样以炭火温度来挥发香品本身的气味。此法无烟火气，是高级的品香方法。

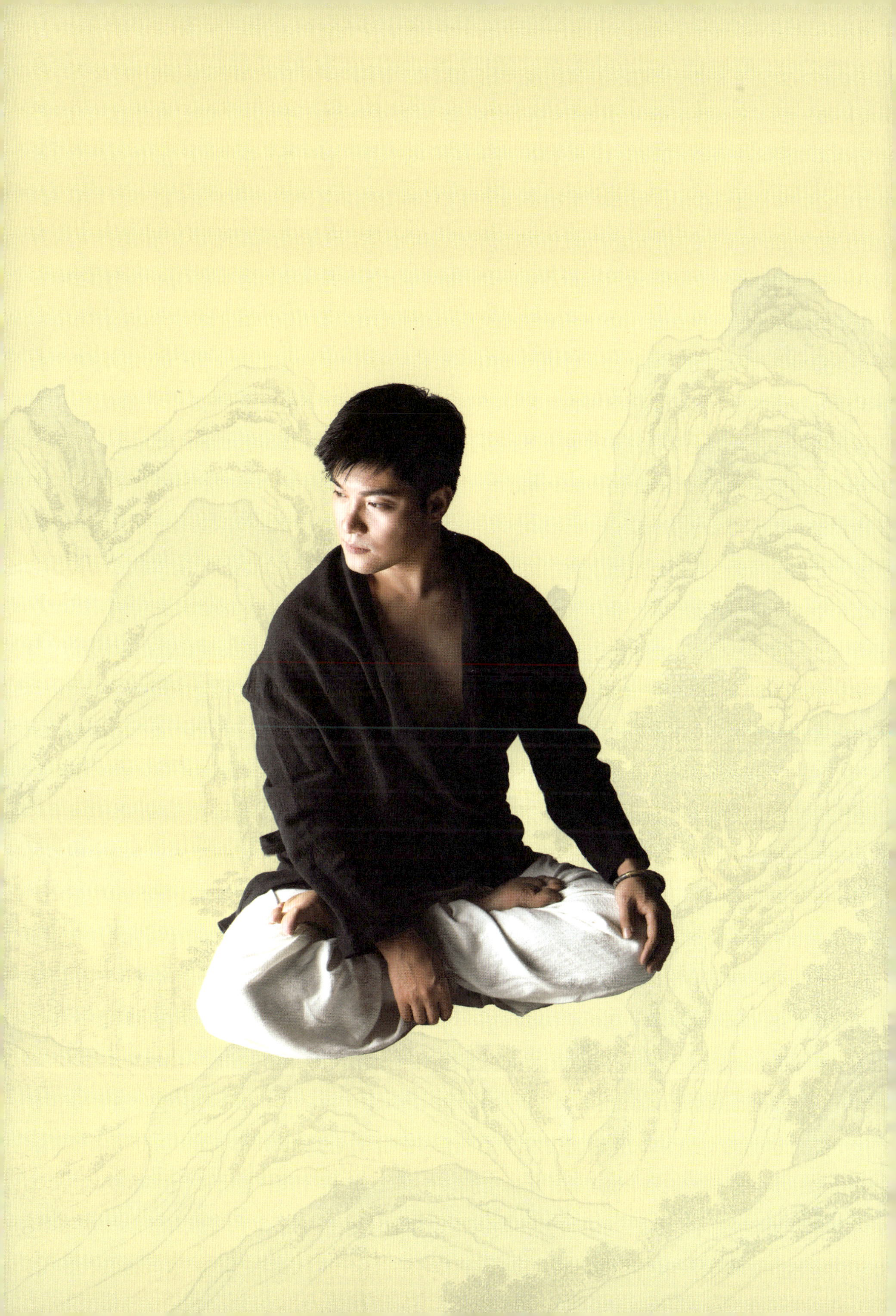